Glaukom 2002 – Ein Diskussionsforum

Springer-Verlag Berlin Heidelberg GmbH

G. K. Krieglstein (Hrsg.)

Glaukom 2002

Ein Diskussionsforum

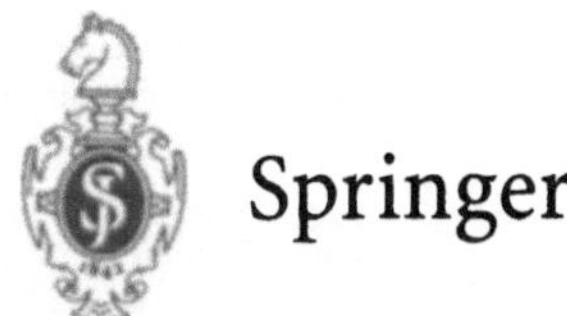

Springer

Professor Dr. GÜNTER K. KRIEGLSTEIN
Universität zu Köln
Zentrum für Augenheilkunde
Josef-Stelzmann-Straße 9
50931 Köln

ISBN 978-3-642-62904-4 ISBN 978-3-642-55728-6 (eBook)
DOI 10.1007/978-3-642-55728-6

Die Deutsche Bibliothek – CIP Einheitsaufnahme
Glaukom 2002 : ein Diskussionsforum. – 2000 (2001)–. – Berlin ; Heidelberg ; New York ; Hongkong ; London ; Mailand ; Paris ; Tokio : Springer, 2003
Erscheint jährl. – Bibliographische Deskription nach 2002
0101 deutsche buecherei 0292 deutsche bibliothek
ISBN 978-3-642-62904-4

Ursprünglich erschienen bei Springer-Verlag Berlin Heidelberg New York 2003
Softcover reprint of the hardcover 1st edition 2003

Umschlaggestaltung: design & production, Heidelberg
Satz: typographics GmbH, Darmstadt

Gedruckt auf säurefreiem Papier SPIN: 10889985 18 5 4 3 2 1 0

Vorwort

Das Symposium „Glaukom 2002 – Ein Diskussionsforum" vom 20. bis 23. Juni 2002 in Wertheim war das dritte seiner Art in Folge am gleichen Ort und markiert bereits eine gute Tradition. Gemeinsam war allen drei Symposien die Diskussion zu aktuellen Problemen der Glaukomatologie unter Verzicht auf das traditionelle Vortragskonzept einer Tagung. Zur Strukturierung der Diskussion wurden relevante Fragen zu mehreren Teilgebieten gruppiert und von renommierten Glaukomexperten mit den anwesenden Augenärzten diskutiert. Die wesentlichen Ergebnisse dieser gemeinsamen Diskussionen wurden jeweils in einem kleinen Tagungsband zusammengefasst und auch jenen Kollegen/Kolleginnen zur Verfügung gestellt, die in Wertheim nicht dabei sein konnten.

Bei dem Diskussionsforum 2002 wurden nicht Fragen/Probleme der Glaukomatologie, sondern Fallbeispiele diskutiert. Jede individuelle Patientenproblematik wurde bezüglich glaukomrelevanter Anamnese und Befund in einem Diagramm und ein oder mehreren klinischen Illustrationen vorgestellt, mit anschließender Diskussion des „Patienten-Managements" unter Leitung eines kompetenten Moderators.

Das vorliegende Büchlein fasst die 50 vorgestellten Glaukompatienten mit den wichtigsten Diskussionsinhalten zusammen und möchte damit ein besonders praxisnahes Fortbildungsangebot zur Glaukomatologie bieten.

Die Tagungskosten vor Ort sowie die Druckkosten zu diesem Büchlein wurden in dankenswerter Weise unterstützt von Pharmacia GmbH/Erlangen.

Köln, November 2002 G. K. Krieglstein

Inhaltsverzeichnis

Abkürzungen

AA:	Allgemeine Anamnese	med:	Glaukommedikament
AMD:	altersabhängige Makulopathie	NTG:	Normaltensionsglaukom
ant:	anterior	NV:	Neovaskularisation
art:	arteriell	OA:	Ophthalmologische Anamnese
Asymm:	Asymmetrie	OP:	Operation
cc:	mit Korrektur (cum correctione)	od:	Rechtes Auge (oculus dexter)
cm:	mit Therapie (cum medicatione)	os:	Linkes Auge (oculus sinister)
c/d-r:	prozentuale Exkavationsgröße (cup/disc-ratio)	PDS:	Pigmentdispersionssyndrom
card:	cardial	PEX:	Pseudoexfoliationssyndrom
diff:	Differenz	POWG:	Primäres Offenwinkelglaukom
EWG:	Engwinkelglaukom	rn:	Randsaumkerbe („rim notch")
FA:	Familienanamnese	RNFS:	Retinale Nerfenfaserschicht
FGZ:	Fingerzählen	sc:	ohne Korrektur („sine correctione")
GF:	Gesichtsfeld	sm:	ohne Medikation („sine medicatione")
HH:	Hornhaut	SD:	Schilddrüse
horiz.:	horizontal	sekt:	sektoriell
IOD:	intraokularer Druck	Synech:	Synechien
J:	Jahre	Tg:	Tage
KHK:	Koronare Herzerkrankung	TE:	Trabekulektomie
KW:	Kammerwinkel	vert:	vertikal
M:	männlich	W:	weiblich
Mo:	Monate	ZVT:	Zentralvenenthrombose
MMC:	Mitomycin C		

Definitionen

Gesichtsfeld

Stadium 0: keinerlei Ausfälle

Stadium 1: Bjerrum-Skotom und/oder peripherer Einbruch, diffuser Gesichtsfeldschaden

Stadium 2: Bjerrum-Skotom mit Verbindung zur Peripherie

Stadium 3: Verlust eines Quadranten

Stadium 4: Verlust von mehr als einem Quadranten

Stadium 5: Gesichtsfeldrestinsel und/oder periphere Sichel

Kammerwinkel

Grad 0: in der überwiegenden Zirkumferenz bis zum Ziliarkörperband einsehbar

Grad 1: bis zum Skleralsporn (Trabekelstrukturen in ganzer Breite) einsehbar

Grad 2: bis posteriores Maschenwerk einsehbar

Grad 3: nur bis anteriores Maschenwerk einsehbar

Grad 4: keinerlei Strukturen erkennbar/verschlossen

1. Kapitel
Okuläre Hypertension, Primäres Offenwinkelglaukom

Moderator:

M. DIESTELHORST/KÖLN

Patient 1: 64 J/M

ANAMNESE/BEFUND	
AA:	leer
OA:	geringe Myopie
V:	od/cc = 1,0; os/cc 1,2p
IOD:	od/sm: 21–26; os/sm: 23–27
GF:	od/os: St. 0
KW:	od/os Grad 1
Papille:	c/d-r: = 0,3 vert./0,4 horiz.

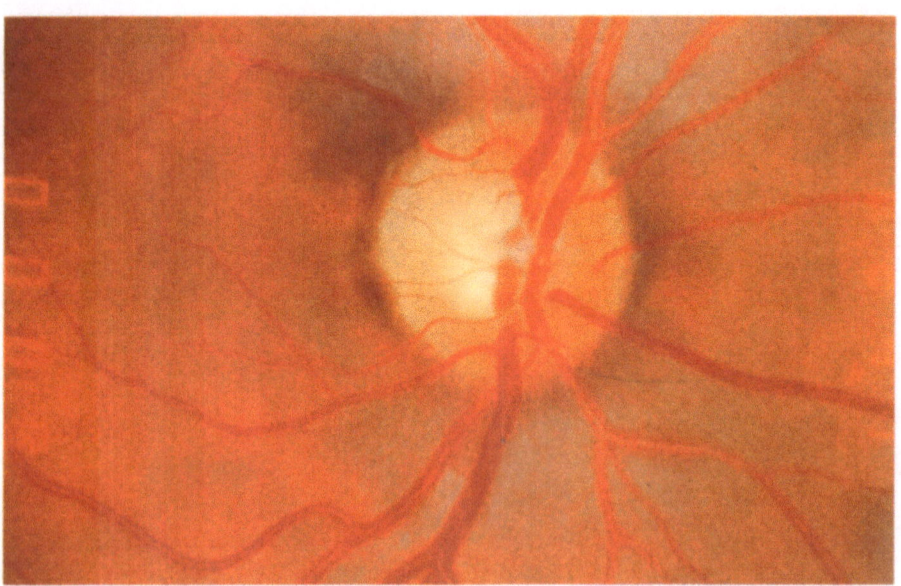

Abb. 1a. Papille des rechten Auges

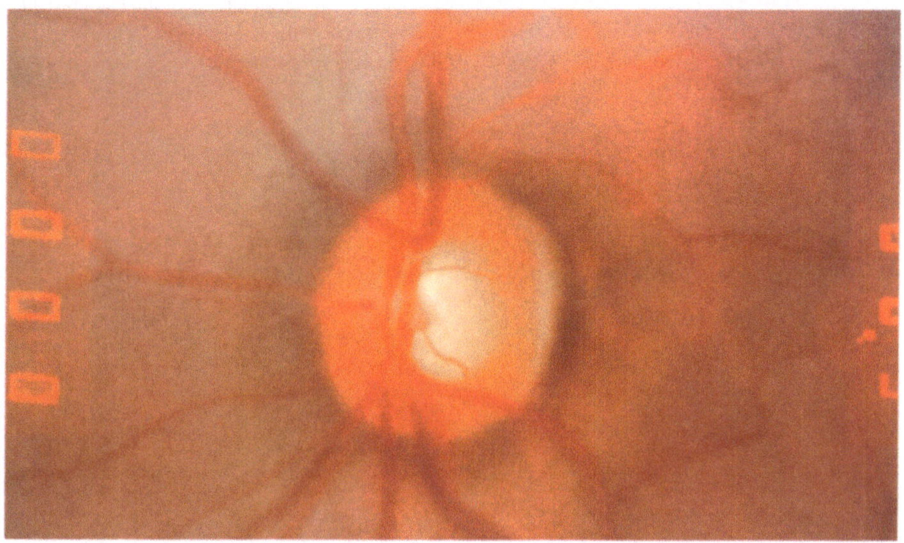

Abb. 1b. Papille des linken Auges – Beachten Sie die geringe Asymmetrie der Exkavation

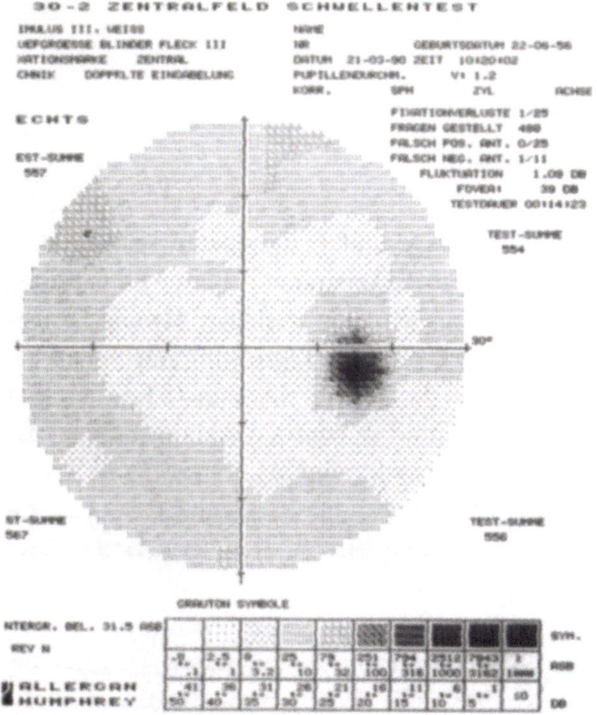

Abb. 1c. Zentrales Gesichtsfeld des rechten Auges (Schwellenperimetrie)

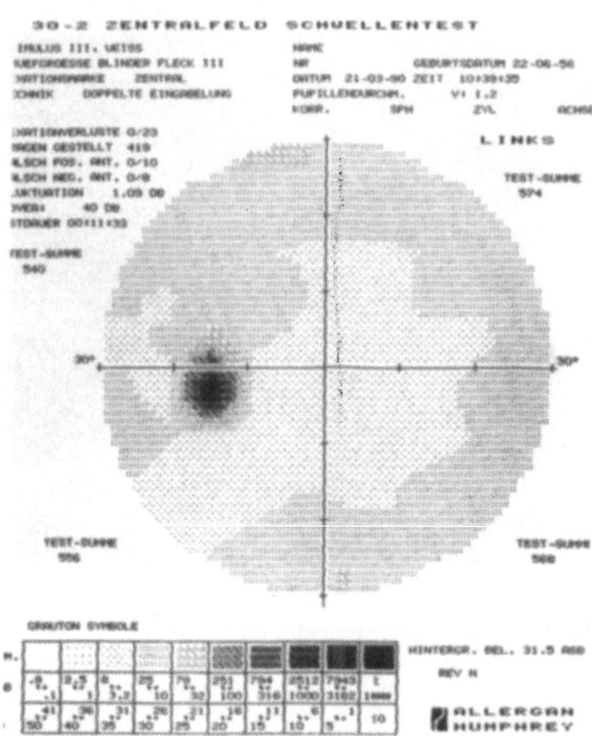

Abb. 1d. Zentrales Gesichtsfeld des linken Auges (Schwellenperimetrie)

Diskussion/Patientenmanagement

Der hier vorgestellte 64-jährige Patient ist gesund. In der Anamnese keine Hinweise auf Augeninnendruck-unabhängige Risikoparameter für die Entwicklung einer Glaukomerkrankung. Nach Ausgleich einer geringen Myopie besteht volle Sehschärfe, der Augeninnendruck zeigt im Tagesprofil eine verstärkte Schwankungsbreite zwischen 21 und 26 mmHg sowie zwischen 23 und 27 mmHg. Die perimetrischen Befunde sind an beiden Augen unauffällig, der Kammerwinkel ist weit. Ein weiterer okulärer Risikoaspekt besteht in der Asymmetrie der Exkavation beider Papillen. Die Grösse der Papillenexkavation am LA könnte ein präperimetrisches Glaukom signalisieren. Das Gesichtsfeld dieses Auges zeigt aber keine Veränderungen.

Bei einer Therapieentscheidung ist das Ergebnis der großen, amerikanischen Therapiestudie zum präventiven Wert einer medikamentösen Therapie bei okulärer Hypertension zu bedenken (Ocular Hypertension Treatment Study;

OHTS). Hierbei ergab sich, dass bei okulärer Hypertension und Augendruckwerten über 25 mmHg die medikamentöse Augendrucksenkung eindeutig eine Schutzwirkung für das Entstehen glaukomatöser Gesichtsfeldausfälle und neuronaler Läsionen hatte. Eine Umfrage bei 5000 niedergelassenen Augenärzten seitens der Universitäts-Augenklinik Köln von 1998 bestätigt, dass niedergelassene Kollegen in Deutschland bereits ab einem IOD von 22 mmHg mit zum Teil Kombinationstherapie behandeln. Bei dem vorliegenden Patienten wäre dies ein Hinweis für einen Therapiebeginn. Als zusätzlicher Parameter zur differentialdiagnostischen Abgrenzung der Asymmetrie beider Exkavationen mag eine Blau-Gelb-Perimetrie dienen, welche Ausfälle in einem präperimetrischen Glaukomstadium eher als bei Weiss-Weiss-Perimetrie zeigen kann. Dies ist jedoch nach dem 50. Lebensjahr nur eingeschränkt der Fall, da Linsenveränderungen die Diagnostik hier einschränken. Ein weiterer Aspekt ist die Messung der Hornhautdicke, da eine Hornhautdicke > 600 μ auch einen Risikoparameter in Verbindung mit der okulären Hypertension darstellen kann. Bei dem hier verifizierten Risikoprofil (Augendruckwerte über 25 mmHg und asymmetrische Papillenexkavation) wäre der Beginn einer medikamentösen Therapie überzeugend belegt. Dies setzt die Möglichkeit einer zuverlässigen Verlaufskontrolle und einer akzeptablen Compliance des Patienten voraus. Bei der Auswahl der augendrucksenkenden Medikation sind die individuellen Ansprüche des Patienten zu berücksichtigen, Einschränkungen des Patienten bezüglich möglicher kardiovaskulärer Kontraindikationen bestehen hier nicht.

Patient 2: 57 J/W

Anamnese/Befund	
AA:	Hypotonie
OA:	leer
V:	od-sc = 1,0; os-sc = 1,2
IOD:	od-sm: 22–25; os-sm: 19–23
GF:	od/os: St. 0
KW:	od/os Grad 1
Papille:	od = 0,5 os = 0,3 (Asymm.)

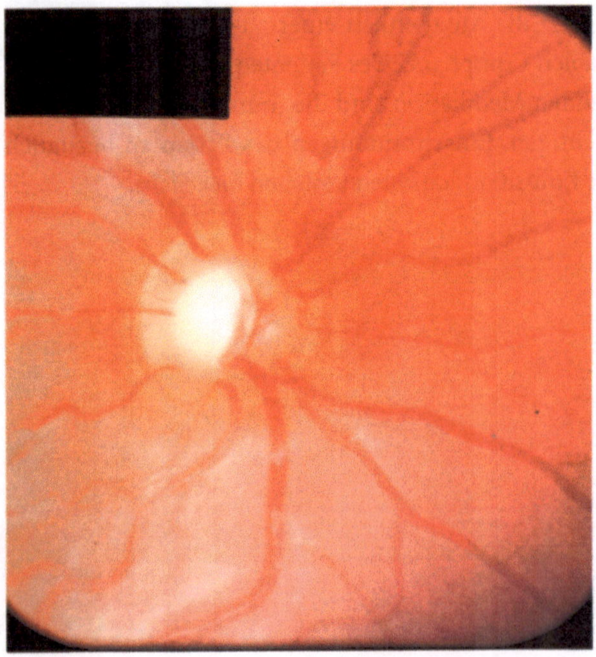

Abb. 2a. Papille des rechten Auges

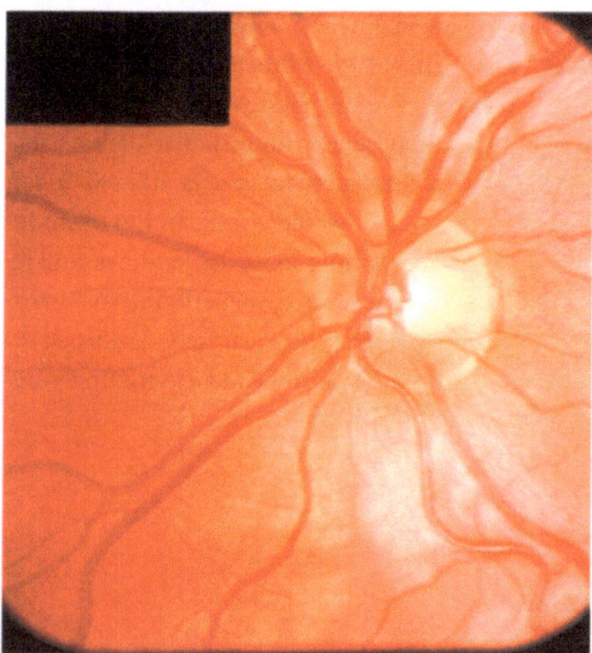

Abb. 2b. Papille des linken Auges – Beachten Sie die Asymmetrie der Exkavation

Diskussion/Patientenmanagement

Bei dieser 57-jährigen Patientin besteht eine Hypotonie als Augeninnendruck-unabhängiger Risikofaktor. Die Sehschärfe ist unkorrigiert 1.0/1.2, der Augeninnendruck ist mäßig über den Normbereich erhöht, das Gesichtsfeld ohne pathologischen Befund, der Kammerwinkel weit. Die Papillen zeigen hier wiederum eine asymmetrische Exkavation mit einer deutlich größeren Exkavation der rechten Papille und einem steileren Exkavationsrand, die Exkavation selbst ist wesentlich tiefer als am LA. Es besteht also ein dreifaches Risikoprofil (Hypotonie, Asymmetrie der Exkavation mit einem wahrscheinlichen Krankheitswert an der rechten Papille, erhöhte Augeninnendruckwerte).

Die Seitendifferenz der Asymmetrie und die Konfiguration der Exkavation an der stärker betroffenen, rechten Papille in Verbindung mit mäßig erhöhten Augeninnendruckwerten und einer Hypotonie rechtfertigen hier den Therapiebeginn. Die Konfiguration der Papillenexkavation des RA, der Gefäßverlauf am Exkavationsrand sowie die Tiefe der Exkavation sprechen für eine präperimetrische Papillenläsion. Eine einseitige medikamentöse Therapie ist für viele

Patienten schwer verständlich, sonst wäre sie hier zu empfehlen. Andernfalls rechtfertigt der morphologische Verlauf am RA die Mitbehandlung des LA als einen präventiven Aspekt. Da eine Hypotonie besteht, sind Glaukommedikamente mit vasokonstriktiver Wirkung oder kardiovaskulär-depressiven Nebenwirkungen zu vermeiden. Korte et al. haben erneut gezeigt, dass 80 % der Lokaltherapie von Timolol systemisch resorbiert werden und damit wirken. In der weiteren differentialdiagnostischen Aufarbeitung sollte das kardiovaskuläre Risikoprofil der Hypotonie weiter eingegrenzt und gegebenenfalls internistisch-therapeutische Konsequenzen gezogen werden. Der therapeutische Zieldruck ist in diesem Falle schwer zu definieren. Eine 30%ige Augendrucksenkung vom unbehandelten Druckniveau gilt als akzeptabel.

Patient 3: 67 J/W

Anamnese/Befund	
AA:	leer
OA:	mittl. Hyperopie
V:	od +2,5 = 1,0; os +2,0 = 1,0
IOD:	od-sm: 20–26; os-sm: 22–26
GF:	od St. 1; os St. 0
KW:	od/os Grad 2–3
Papillen:	od/os „crowded disc“

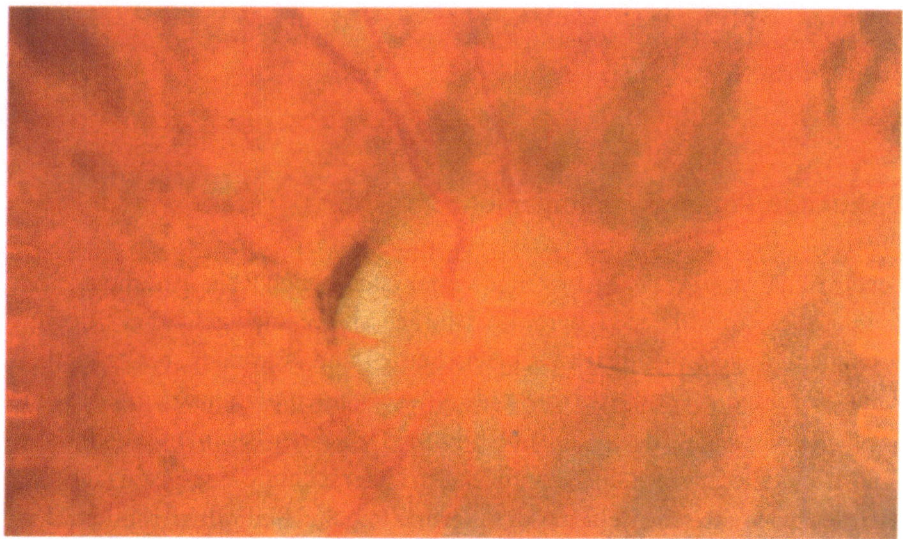

Abb. 3a. Papille des rechten Auges

INTERZEAG PERIDATA 6.3B PROF. KRIEGLSTEIN, UNIVERSITÄTS-AUGENKLINIK KÖLN
1 TEST * EINZELERGEBNIS (25.04.94 [HFA Diskette] B:)

*10.03.42 ID:

RA 10.08.94 11.43 Uhr HFA 30-2 ZENTRALFELD SCHWELLENTEST Stim III (200ms) Dopp. Eingabelung
Pupille -- mm Visus 1.0 Fixationsmarke Zentral Korr +2.0 sph zyl ° Achse
Testdauer 17:26 min Fragen 529 MalFixation [III] 67% (18/27) FalschPos 5% (1/20) FalschNeg 0% (0/15)

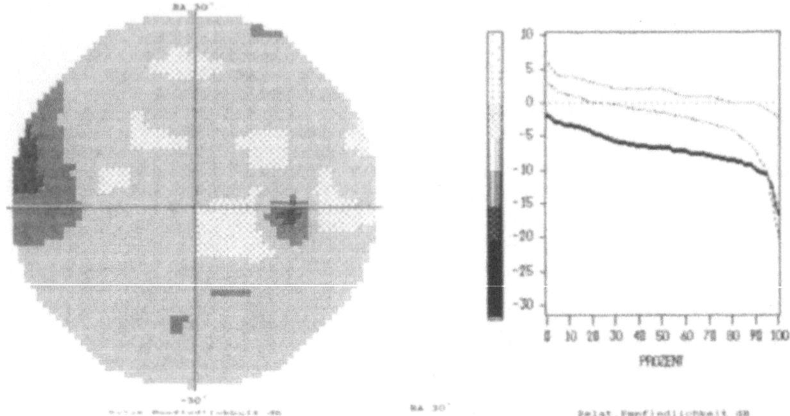

Abb. 3b. Zentrales Gesichtsfeld des rechten Auges – Beachten Sie den nasalen Einbruch, sog. Rönne-Sprung

Diskussion/Patientenmanagement

Bei der 67-jährigen Patientin bestehen keine systemischen Risikoparameter, nach Ausgleich einer mittleren Hyperopie ist die Sehschärfe uneingeschränkt, der unbehandelte Augeninnendruck liegt zwischen 20 und 26 mmHg, bzw. zwischen 22 und 26 mmHg. Das Gesichtsfeld des RA zeigt einen peripheren nasalen Einbruch, das Gesichtsfeld des LA ist befundfrei. Da bei der Perimetrie des nasalen Einbruches die Zuverlässigkeitsindices der Untersuchung ungünstig sind, bedarf der perimetrische Befund der Überprüfung auf Reproduzierbarkeit. Der Kammerwinkel ist mittelweit bis eng, beide Papillen sind klein, randunscharf und gering prominent. Dieser Papillenbefund wird in der Literatur als „Pseudoneuritis" oder „crowded disc" bezeichnet. Bei dieser Papillenmorphologie ist das Auftreten früher Gesichtsfeldausfälle ohne ophthalmoskopische Papillenbefunde durchaus möglich. Wichtig ist hier, bei einem engen Kammerwinkel und erhöhtem Augeninnendruck die Hornhautdicke zu messen, in einem Mydriasis-Test gegebenenfalls das Risiko eines akuten Pupillarblockglaukoms differentialdiagnostisch abzugrenzen und präzise nachzufragen, ob bei der Patientin Prodromi eines durchgemachten inkompletten Winkelblockglaukoms nachweisbar sind. In der vorliegenden Situation ist eine Iridektomie bzw. Laser-Iridotomie gut begründbar. Die Wahl zwischen Iridektomie und Iridotomie entscheidet sich nach einer möglichen chronischen Komponente der Augendrucksteigerung. Der photodisruptive Effekt der Laser-Iridotomie führt zu einer Freisetzung von Gewebsdebris und Proteinfragmenten, welche die trabekuläre Fazilität zusätzlich belasten und zur Dekompensation bringen kann. Ein wichtiger Aspekt für die Entscheidung zur Iridotomie ist auch die Irisstruktur. Bei einer sehr dicken Iris würde die Iridotomie erheblich mehr Energie benötigen und Gewebspartikel freisetzen als bei einer hellen, dünnen Iris. Der Patient ist darüber aufzuklären, dass auch nach einer Iridektomie /Iridotomie mit großer Wahrscheinlichkeit eine weiterführende medikamentöse Therapie notwendig ist.

Patient 4: 48 J/W

Anamnese/Befund	
AA:	leer
OA:	leer
V:	od-sc = 1,0; os-sc = 1,0p
IOD:	od-sm: 16–19; os-sm: 18–20
GF:	od/os: St. 0
KW:	od/os: Grad 1
Papillen:	od/os cd-r = 0,8

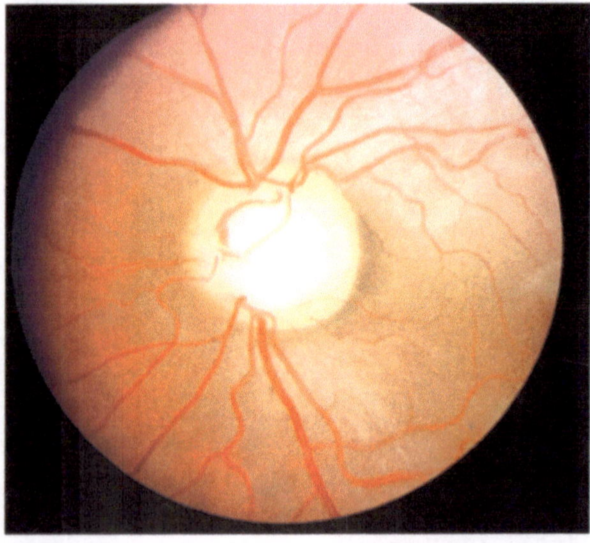

Abb. 4. Papille des linken Auges. Die Papille des rechten Auges ist identisch in Exkavationsgröße und Konfiguration (sog. Makroexkavation)

Diskussion/Patientenmanagement

Die allgemeine Anamnese dieser 48-jährigen Patientin ist leer, ebenso die ophthalmologische Vorgeschichte. Die Sehschärfe ist ohne Korrektur uneingeschränkt, das unbehandelte Augendruckniveau liegt im oberen Normbereich, das Gesichtsfeld ist regelrecht, der Kammerwinkel bds. weit, beide Papillen zeigen jedoch eine sehr große Exkavation mit einem schmalen, neuroretinalen Randsaum. Der Randsaum ist gleichmäßig, eindeutige Gefäßzeichen für einen Papillenschaden bestehen nicht, differentialdiagnostisch ist an eine so genannte Makroexkavation zu denken. Zur Differenzierung einer physiologischen Makroexkavation gegenüber einer erworbenen, pathologischen Exkavation ist eine weiterführende morphologische Diagnostik sinnvoll. Eine gute Nervenfaserschicht-Fotographie, ein Muster-ERG können weiteren Aufschluss geben. Wichtig ist hier auch eine quantitative Biomorphometrie der Papillen mit einem Laser-Scanning-Tomographen zum Nachweis der Papillengröße. Besteht eine abnorm große Papille, so ist auch eine auffällig große Exkavation häufig im Normbereich. Des weiteren wäre bei dieser Patientin eine Computer-Tomographie der Hypophysenregion wichtig, um einen raumfordernden Prozess der Hypophyse als Ursache der Makroexkavation auszuschließen. Da die Augeninnendruckwerte im Normbereich liegen, die Perimetrie regelrecht ist und keine weiteren Risikoaspekte für die Entwicklung eines Normaldruckglaukoms bestehen, würde sich der Therapiebeginn nur rechtfertigen, wenn eine neuronale Läsion nach Ausschöpfen der differentialdiagnostischen Möglichkeiten nachzuweisen ist. Gelingt dies nicht, ist eine zuverlässige Verlaufskontrolle in halbjährigem Abstand notwendig, um den rechtzeitigen Nachweis einer funktionellen oder morphologischen Läsion zu erbringen.

Patient 5: 72 J/M

ANAMNESE/BEFUND	
AA:	Myokardinfarkt
OA:	OHT seit 5 J., Monotherapie
V:	od-cc = 1,0p; os-cc = 0,9
IOD:	od/os - cm: 19–22
GF:	od/os: St. 0
KW:	od/os: Grad 2
Papillen:	od/os = 0,8 (Asymm. der Konfiguration)

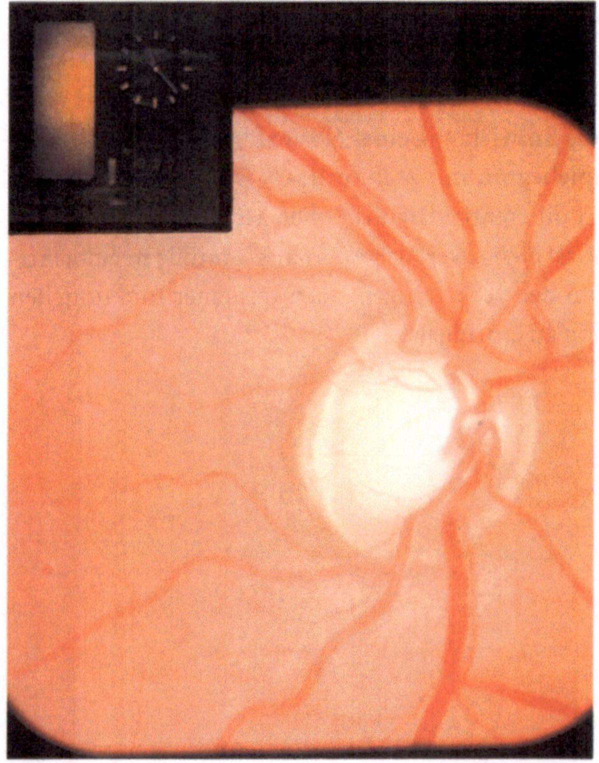

Abb. 5a. Papille des rechten Auges

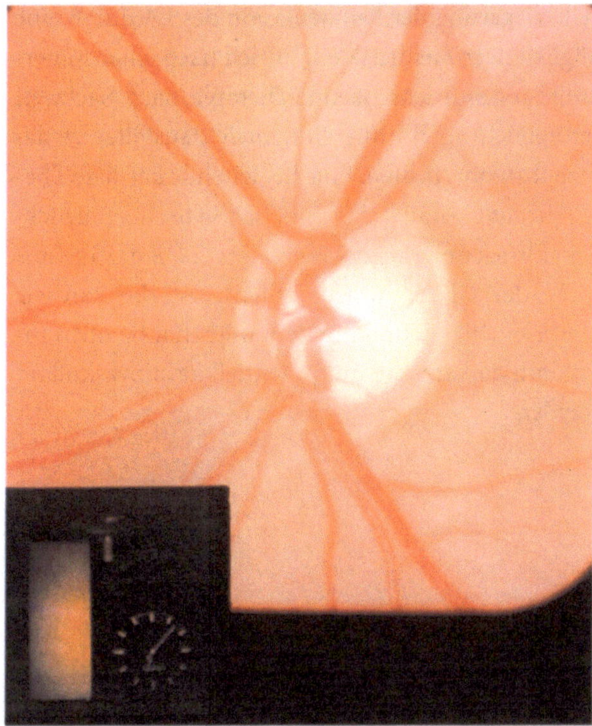

Abb. 5b. Papille des linken Auges. Beachten Sie die unterschiedliche Konfiguration des Exkavationsrandes beider Augen

Diskussion/Patientenmanagement

Bei dem 72-jährigen Patienten besteht eine Anamnese eines Myokardinfarktes, eine seit 5 Jahren therapierte okuläre Hypertension mit Augendruckwerten unter Therapie im oberen Normbereich, die Sehschärfe ist nach Ausgleich einer geringen Ametropie nahezu uneingeschränkt. Die Gesichtsfelder sind befundfrei, der Kammerwinkel weit, die Papillen zeigen beidseits eine große Exkavation von 0.8 c/d ratio mit einer auffälligen Asymmetrie der Konfiguration. Die Papille des LA zeigt gegenüber dem RA eine tiefere Exkavation, einen dünneren neuroretinalen Randsaum, eine deutliche Verdrängung des Gefäßstammes nach nasal und ein bayonettförmiges Abknicken der Gefäße am Elschnig Skleralrand. Mit großer Wahrscheinlichkeit liegt am LA ein präperimetrisches Glaukom vor, welches eine Therapieentscheidung begründet. Wichtige weitere Aspekte sind die anamnestische Höhe des unbehandelten Augendruckniveaus und die Papillenmorphologie vor dem Myokardinfarkt. Da hier eine kardiovaskuläre Vorschädigung besteht, ist eine Überlagerung der Papillenläsion des LA durch eine ischämische Komponente möglich. Der Zieldruck ergibt sich nach einer weiterführenden IOD-Diagnostik ohne augendrucksenkende Therapie, nach Nachweis der Papillenläsion links. Wenngleich noch ohne Gesichtsfeldausfälle, ist das kardiovaskuläre Therapiekonzept zu überprüfen. Eine begleitende kardiale Therapie mit Betablockern oder Nitraten können das unbehandelte Augendruckniveau wie auch den Augeninnendruck unter medikamentöser Glaukomtherapie beeinflussen. Bei der Auswahl der Glaukommedikamente ist die kardiale Anamnese des Patienten zu berücksichtigen und mit dem mitbehandelnden Internisten abzusprechen. Glaukommedikamente mit potentiell kardiovaskulärer Interaktion sind hier zu vermeiden.

Patient 6: 57 J/W

ANAMNESE/BEFUND	
AA:	positive FA, Hypertonie
OA:	Myopie, unspez. chron. Konjunktivitis
V:	od/os-cc –4,0/–3,5 = 1,0
IOD:	od/os-sm: 19–23
GF:	od/os: St. 0
KW:	od/os: Grad 1
Papille:	od: RNFS-Defekt, Blutung

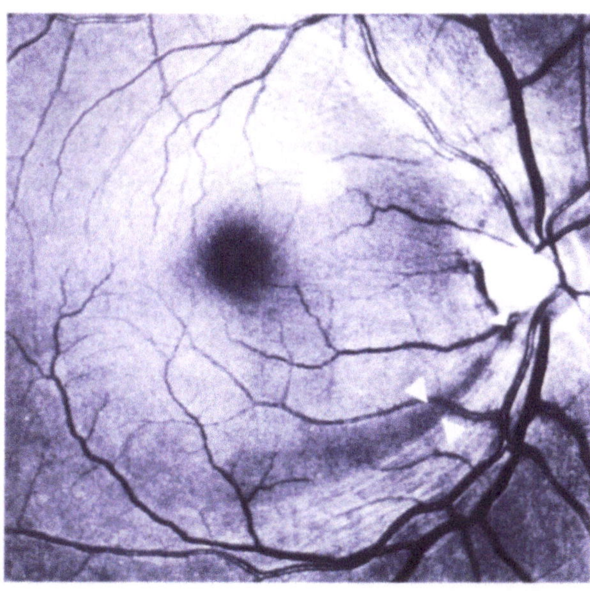

Abb. 6. Schwarz-weiss Fotodokumentation von Papille und Nervenfaserschicht des rechten Auges. Beachten Sie den keilförmigen Defekt der Nervenfaserschicht mit einer Papillenrandblutung an seinem Ursprung

Diskussion/Patientenmanagement

Bei dieser 57-jährigen Patientin besteht als Augeninnendruck-unabhängiges Risikoprofil eine Hypertonie und eine Glaukom-positive Familienanamnese. Begrenzend für eine topische Glaukomtherapie besteht eine unspezifische chronische Konjunktivitis, als okulärer Risikoaspekt für Glaukom eine mittlere Myopie. Nach Ausgleich der Myopie ist die Sehschärfe 1.0, der unbehandelte Augeninnendruck zwischen 19 und 23 mmHg. Das Gesichtsfeld zeigt an beiden Augen noch keine Ausfälle, der Kammerwinkel ist bds. weit. Die Papille des RA zeigt eine Randblutung in unmittelbarer Umgebung eines keilförmigen neuroretinalen Defektes. Hier ist also eine präperimetrische neuronale Läsion der Papille gegeben. Beim Vorliegen einer Hypertonie und nur gering erhöhten Augeninnendruckwerten ist auch an eine sektorielle ischämische Papillenläsion zu denken. Die Indikation für eine medikamentöse Augendrucksenkung ist unstrittig. Bei der Auswahl des Glaukommedikamentes ist der Befund einer chronisch unspezifischen Konjunktivitis zu bedenken. Nicht-konservierten Glaukommedikamenten gebührt hier der Vorzug. Außerdem sind Wirkstoffe mit relativ hoher Sensibilisierungsquote wie Alpha-2-Agonisten oder topische Carboanhydrasehemmstoffe zu meiden. Nach einem medikamentösen Therapieversuch und Beurteilung von Wirksamkeit, Verträglichkeit und Compliance ist auch an eine operative Intervention zu denken. Begleitend zur Glaukomtherapie und unter dem Aspekt einer eventuell ischämischen Papillenläsion ist hier eine konsequente Therapie der Hypertonie vordringlich.

Patient 7: 68 J/M

Anamnese/Befund	
AA:	Herzrhythmusstörungen
OA:	Glaukom/os seit 5 J
V:	od/os-cc = 1,0/0,7
IOD:	od/sm: 16–18; os/cm = 20–23
GF:	od: St. 0; os: St. 1
KW:	od/os: Grad 2
Papillen:	o/d = 0,5; os = 0,8v/0,5h

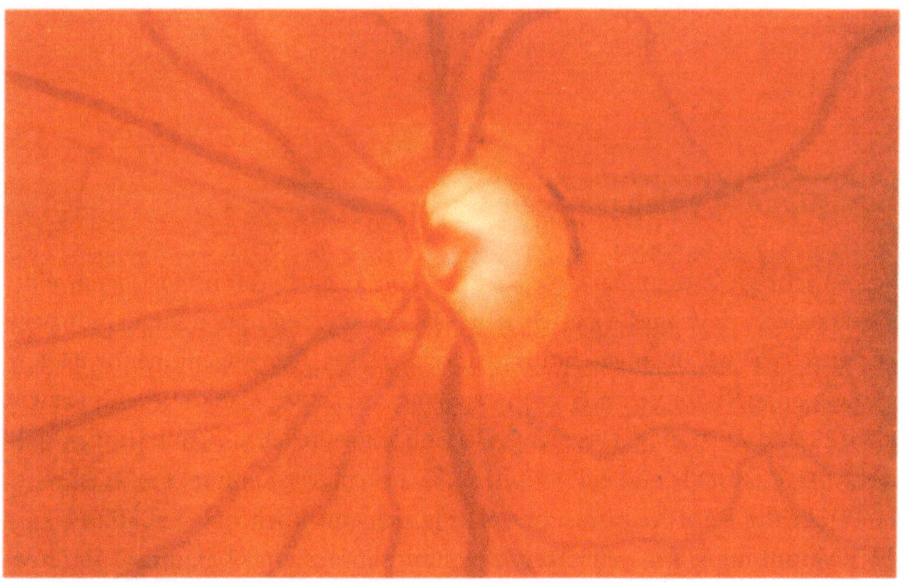

Abb. 7a. Papille des linken Auges. Es besteht eine hochovale, glaukomatöse Exkavation mit einem inkompletten „rim notch" am oberen und unteren Papillenpol

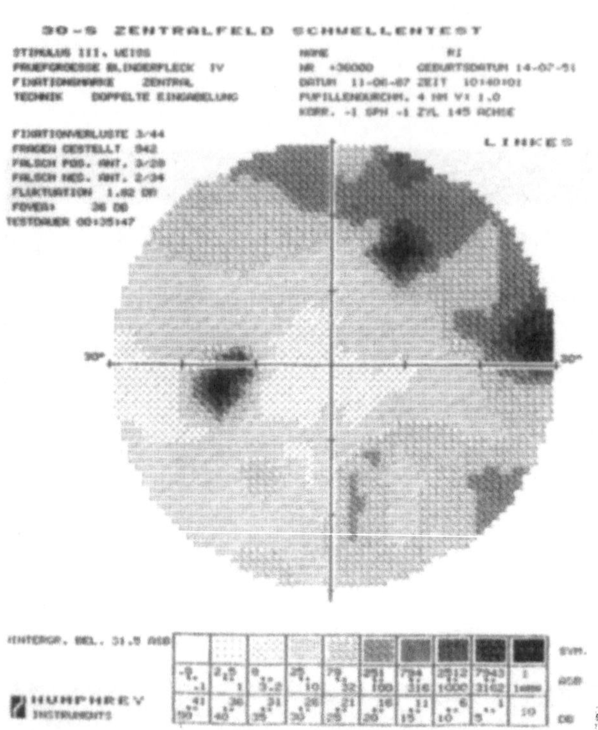

Abb. 7b. Zentrales Gesichtsfeld des linken Auges mit Bjerrum-Skotom und nasalem Einbruch

Diskussion/Patientenmanagement

Der 68-jährige Patient hat seit längerer Zeit Herzrhythmusstörungen, eine Glaukomanamnese am LA besteht seit 5 Jahren mit einer geringfügig reduzierten Sehschärfe bei uneingeschränktem Visus rechts. Der Augeninnendruck am RA liegt ohne Therapie im Normbereich, am LA unter Glaukomtherapie zwischen 20 und 23 mmHg. Das rechte Gesichtsfeld ist regelrecht, links finden sich parazentrale Ausfälle und ein peripherer Einbruch. Der Kammerwinkel ist weit, die Papille des RA ist regelrecht, links zeigt sich eine hochovale Exkavation mit einer Verdünnung des neuroretinalen Randsaumes am oberen und unteren Papillenpol im Sinne einer inkompletten Kerbe des Randsaumes. Das vorliegende Therapiekonzept bedarf einer Revision. Der Zieldruck unter Therapie sollte am geschädigten LA wesentlich tiefer liegen. Bei günstigen morphologischen Voraussetzungen des Trabekelmaschenwerks ist eine zusätzliche Lasertrabekuloplastik möglich. Bei diesem Patienten sollten alle Möglichkeiten der medikamentösen Therapie ausgeschöpft werden. Ist aus Gründen der Compliance ein Zieldruck im unteren Normbereich (10–15 mmHg) nicht zu erreichen, wäre eine Operationsindikation gegeben. Das bestehende Perfusionshandicap ist differentialdiagnostisch einzugrenzen und eventuell durch eine Revision des kardiologischen Therapiekonzeptes zu ergänzen.

Patient 8: 60 J/M

Anamnese/Befund	
AA:	leer
OA:	Hyperop. Astigm., Glaukom
V:	od/os-cc = 1,0/0,9
IOD:	od-cm: 18–20; os-cm: 16–19
GF:	od: St. 1; os: St. 0
KW:	od/os: Grad 2
Papillen:	od: rn; os: oB

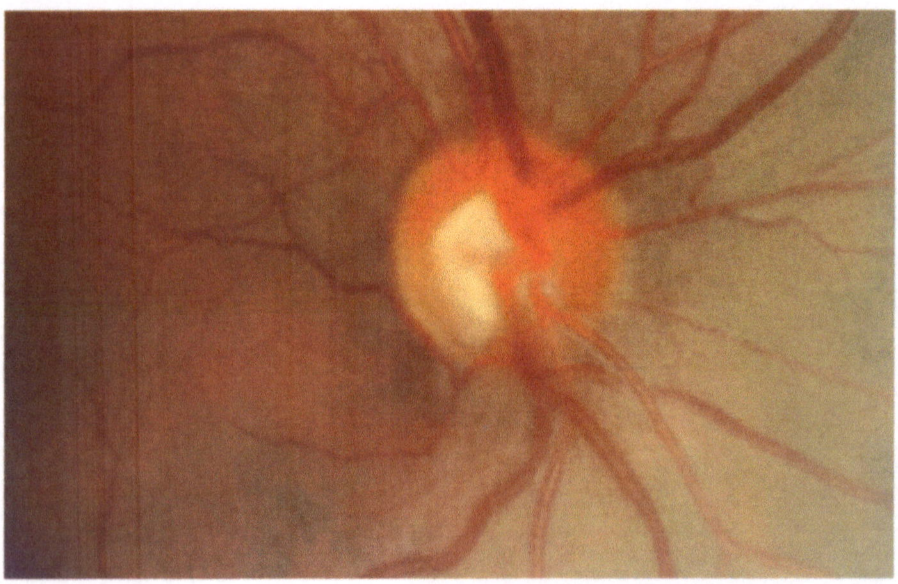

Abb. 8a. Papille des rechten Auges. Beachten Sie die Kerbe im neuroretinalen Randsaum („rim notch") am unteren Papillenpol

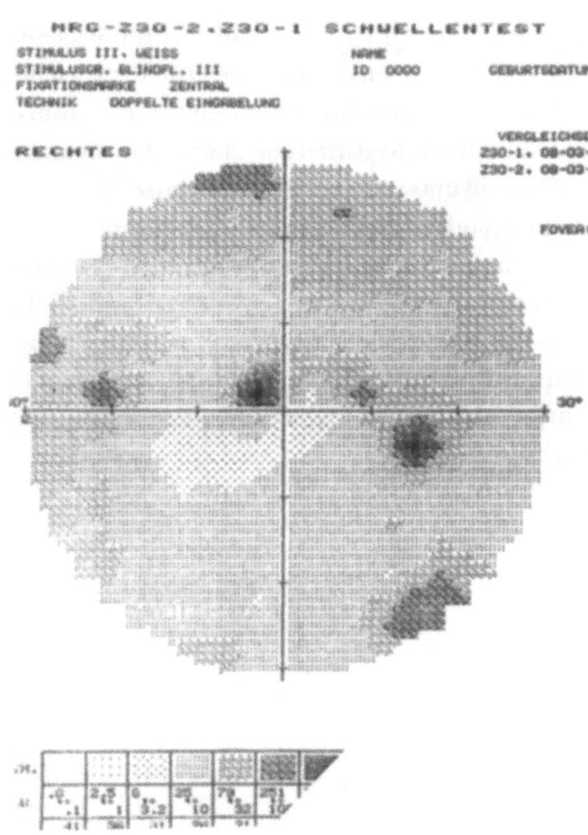

Abb. 8b. Gesichtsfeld des rechten Auges – Beachten Sie die isolierten Skotome im oberen Bjerrum-Bereich

Diskussion/Patientenmanagement

Der 60-jährige Patient hat eine unauffällige Allgemeinanamnese, es besteht eine Hyperopie mit Astigmatismus sowie eine positive Glaukomanamnese. Der Visus ist am RA uneingeschränkt, links gering reduziert. Der Augeninnendruck unter Medikation lag an beiden Augen im oberen Normbereich. Das Gesichtsfeld des RA zeigt Ausfälle im Bjerrumbereich, das Gesichtsfeld des LA ist befundfrei. Der Kammerwinkel beider Augen ist weit, die Papille des RA zeigt einen Nervenfaserbündelausfall am unteren Papillenpol („Rim Notch"), die Papille des LA ist unauffällig. Bei der Bewertung des Papillenschadens am RA stellt sich die Frage nach der Höhe des Augeninnendruckniveaus **vor** medikamentöser Glaukomtherapie, um eine Abgrenzung gegenüber einer ischämischen Läsion zu treffen. Wichtig ist hier auch die Frage nach der Compliance, da die neuronale Läsion eventuell während der Therapie aufgetreten ist. Der relativ zentral liegende perimetrische Defekt ist auch ein Indiz für einen ischämischen Papillenschaden. Dies verlangt eine Analyse des kardiovaskulären Risikoprofils mit einer Carotis-Doppler-Sonographie und einer Blutdruck-Registrierung über 24 Stunden, um gravierende Absenkungen des Diastolikums während der Nacht auszuschließen. Das Ergebnis der Analyse kardiovaskulärer Risikofaktoren bei nur mäßig erhöhten Augendruckwerten nach Unterbrechung der medikamentösen Therapie definiert die sinnvollen Konzepte der Augeninnendrucksenkung, sowie die Höhe des Zieldruckes unter Therapie. Das bestehende Augendruckniveau unter Therapie zwischen 18 und 20 mmHg ist bei dem vorliegenden Papillenschaden zu hoch, Werte im mittleren Normbereich sind anzustreben unter Berücksichtigung der kardiovaskulären Befunderhebung.

Patient 9: 87 J/M

Anamnese/Befund	
AA:	Hypertonie, Arrhythmie
OA:	incip. Katarakt, Glaukom s. 25 J
V:	od-cc = 0,7; os-cc = 0,8
IOD:	od/os-cm (2 meds): 19–23
GF:	Progression (St. 1 zu 2 in 2 J.)
KW:	od/os: Grad 2
Papillen:	od/os = 0,9 v/0,6 h

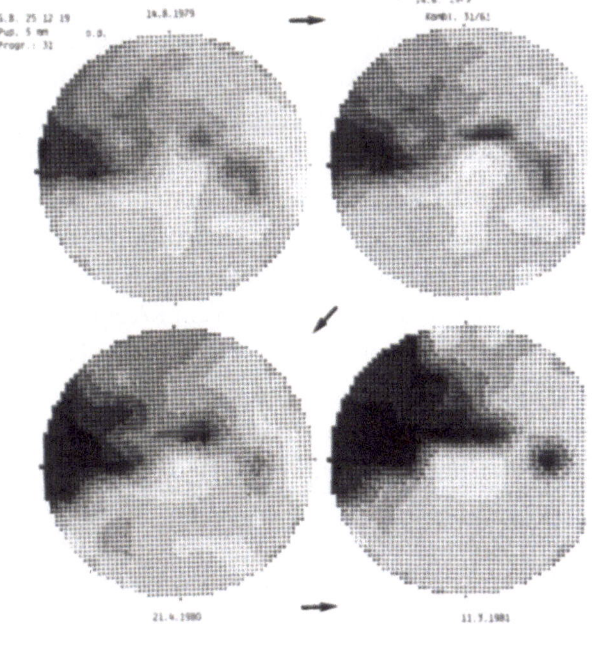

Abb. 9. Progression der glaukomatösen Gesichtsfeldausfälle am rechten Auge innerhalb von 2 Jahren. Initial besteht ein nasaler Einbruch, der sich in der Folgezeit mit einem Bjerrum-Skotom verbindet

Diskussion/Patientenmanagement

Der 87-jährige Patient hat eine ausgeprägte kardiovaskuläre Anamnese in Form einer Hypertonie und Arrhythmie. Okulär leidet er an einer beginnenden Katarakt, einer sehr langen Glaukomanamnese, geringfügiger Minderung des Sehvermögens entsprechen den Linsentrübungen. Mit zwei drucksenkenden Medikamenten ist der Augeninnendruck nur ungenügend reguliert mit Werten zwischen 19 und 23 mmHg. Im Zeitraum von 2 Jahren ist eine deutliche Progression der Ausfälle dokumentiert, der Kammerwinkel ist bds. weit, die Papillen entsprechend der Progression am RA asymmetrisch exkaviert mit einer weit fortgeschrittenen Exkavation rechts. Das vorliegende Behandlungsschema ist bei belegter Progression unzureichend. Nach Definition des unbehandelten Druckniveaus ist entweder an eine vorgezogene Linsenchirurgie oder an eine kombinierte Glaukom-Katarakt-Chirurgie zu denken. Da die Funktion des Partnerauges bei geringerer Papillenexkavation noch keine wesentliche funktionelle oder morphologische Läsion erwarten läst, könnte hier an eine begleitende Lasertrabekuloplastik gedacht werden. Das Behandlungskonzept richtet sich auch nach dem Tagesprofil des Augeninnendruckes nach Absetzen der Medikation. Aggressive Operationskonzepte sind bei dem 87-jährigen Patienten unter Berücksichtigung einer begrenzten Lebensperspektive und schwerer Herz-Kreislauf-Erkrankung bedenklich, insbesondere, wenn das Gesichtsfeld nach Chirurgie der Linsentrübungen am LA regelrecht ist. Sollte sich nach Ausschöpfen der medikamentösen Möglichkeiten ein Augendruckniveau im mittleren oder unteren Normbereich erreichen lassen und die visuellen Ansprüche des Patienten es zulassen, könnte ein chirurgischer Eingriff noch aufgeschoben werden. Ohne Zweifel verlangt die Progression der Gesichtsfeldläsion am RA eine konsequente Augendrucksenkung einerseits, andererseits ist bei dem hohen Lebensalter und der kardiovaskulären Grunderkrankung das Erleben einer Erblindung für den Patienten sehr unwahrscheinlich. Hier ist nach weiterführender Diagnostik ein Kompromiss aus Lebenserwartung, visueller Prognose und Aggressivität der Therapie zu schließen.

Patient 10: 84 J/M

ANAMNESE/BEFUND	
AA:	Hypertonie, Myokardinfarkt
OA:	Glaukom, incip. Katarakt, AMD
V:	od/os-cc = 0,6/0,5
IOD:	od/os-cm (2 meds): 22–26
GF:	od/os: St. 1/2
KW:	od/os: Grad 2
Papillen:	od/os = 0,8 v/h

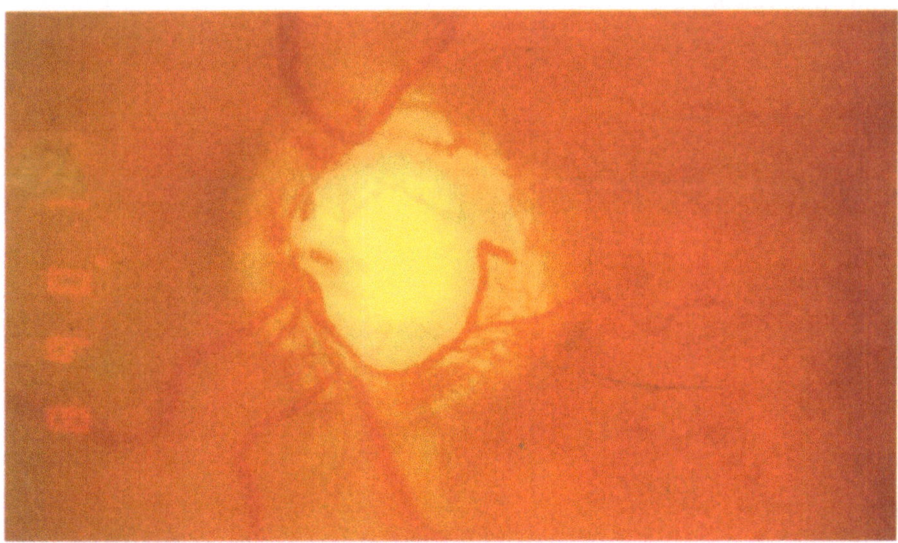

Abb. 10. Papille des linken Auges. Beachten Sie den circumlinearen Gefäßverlauf am Exkavationsrand dieser glaukomatösen Papille

Diskussion/Patientenmanagement

Dieser 84-jährige Patient hat ebenfalls eine kardiovaskuläre Risikoanamnese in Form von Hypertonie und Myokardinfarkt. Es besteht eine beginnende Katarakt, eine langjährige Glaukomanamnese und eine incipiente Makulopathie, wobei der Visus auf 0.6 und 0.5 reduziert ist. Mit zwei augendrucksenkenden Medikationen ist der Augeninnendruck mit Werten zwischen 22 und 26 mmHg insuffizient reguliert. Es bestehen Gesichtsfeldausfälle Stadium I-II an beiden Augen bei weitem Kammerwinkel und fortgeschrittener Papillenexkavation mit noch geringem neuroretinalem Randgewebe. Das bestehende Therapiekonzept ist nicht ausreichend, eine Differenzierung von Nah- und Fernvisus kann die Funktionseinschränkung zwischen Linsentrübung und Makulopathie orientierend abgrenzen. In Anbetracht des hohen Lebensalters ist zunächst eine Linsenchirurgie mit nachfolgend konsequenter medikamentöser Drucksenkung sinnvoll. Sollten Verträglichkeit, Wirksamkeit und Compliance einer maximalen medikamentösen Therapie bedenklich sein, wäre eine kombinierte Operation von Katarakt und Glaukom sinnvoll.

2. Kapitel
Perfusionsstörungen, Papillenanomalien, Myopie

Moderator:

L. E. PILLUNAT/DRESDEN

Patient 11: 49 J/W

Anamnese/Befund	
AA:	SD-Dysfunkt., Hormonsubstit.
OA:	Hyperopie
V:	od: +4,0 = 1,0; os: +3,5 = 1,0
IOD:	od-sm: 21–24; os-sm: 19–23
GF:	od/os: St. 0
KW:	od/os: Grad 3
Papillen:	od/os: „crowded disc“

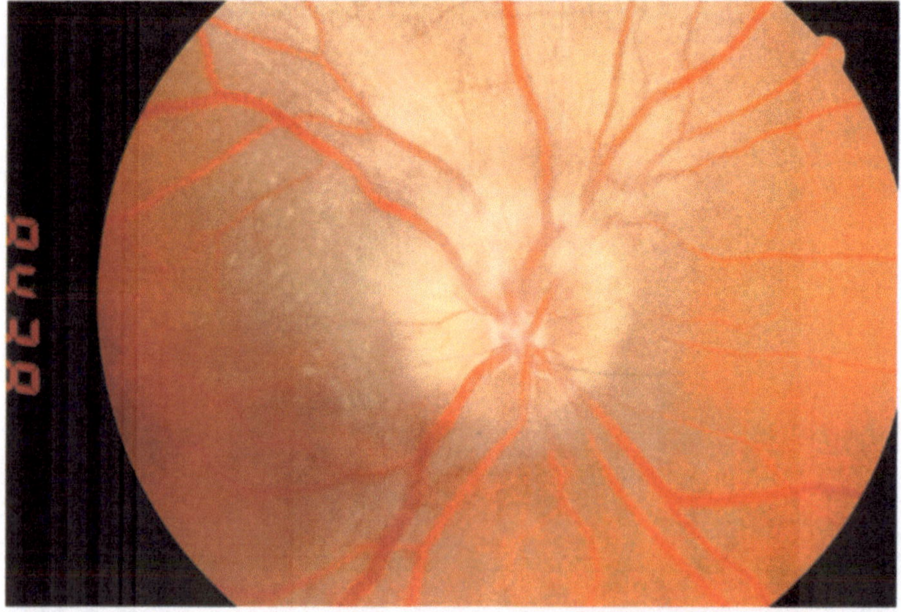

Abb. 11. Papille des rechten Auges – „pseudoneuritische“ Papillenschwellung bei Hyperopie, sog. „crowded disc“-Syndrom

Diskussion/Patientenmanagement

Die 49-jährige Patientin bietet in ihrer Allgemeinanamnese eine Schilddrüsen-Dysfunktion sowie eine hormonelle Substitutionstherapie. Sie hat eine mittelhohe Hyperopie von 4.0 und 3.5 Dioptrien mit uneingeschränkter Sehschärfe. Das unbehandelte Augeninnendruckniveau liegt geringfügig über dem Normbereich, die Gesichtsfelder sind befundfrei, der Kammerwinkel ist eng, ein akutes Pupillarblockglaukom ist möglich. Beide Papillen sind klein und „pseudoneuritisch" („crowded disc"). Relevante Risikoparameter für die Entwicklung einer Augeninnendruck-unabhängigen Papillenschädigung bestehen nicht. Eine problem-orientierte Orbitadiagnostik und Motilitätsprüfung ergab keinen Anhalt für das Vorliegen einer endokrinen Orbitopathie.

Im vorliegenden Falle gilt es durch einen Iris-Shunt (chirurgische Iridektomie oder Laser-Iridotomie) die Gefahr eines akuten Winkelblockglaukoms zu minimieren. Die erhöhten Augeninnendruckwerte können eine chronische Komponente bedeuten, was eventuell eine postoperative begleitende medikamentöse Therapie notwendig macht. Es ist jedoch durchaus möglich, dass nach Beseitigung des möglichen Pupillarblockmechanismus der Augeninnendruck wieder im Normbereich liegt. Hierbei ist nach Anliegen eines Iris-Shunts das Augendruckniveau erneut zu definieren (Tagesdruckkurve) und über die Therapiebedürftigkeit dann zu entscheiden.

Patient 12: 59 J/M

Anamnese/Befund	
AA:	Hypertonie, Nikotin
OA:	leer
V:	od-sc = 0,9; os-sc = 1,0
IOD:	od-sm: 18–22; os-sm: 18–22
GF:	od/os: St. 0
KW:	od/os: Grad 1
Papillen:	rezid. Randbltg., c/d-r: 0,3

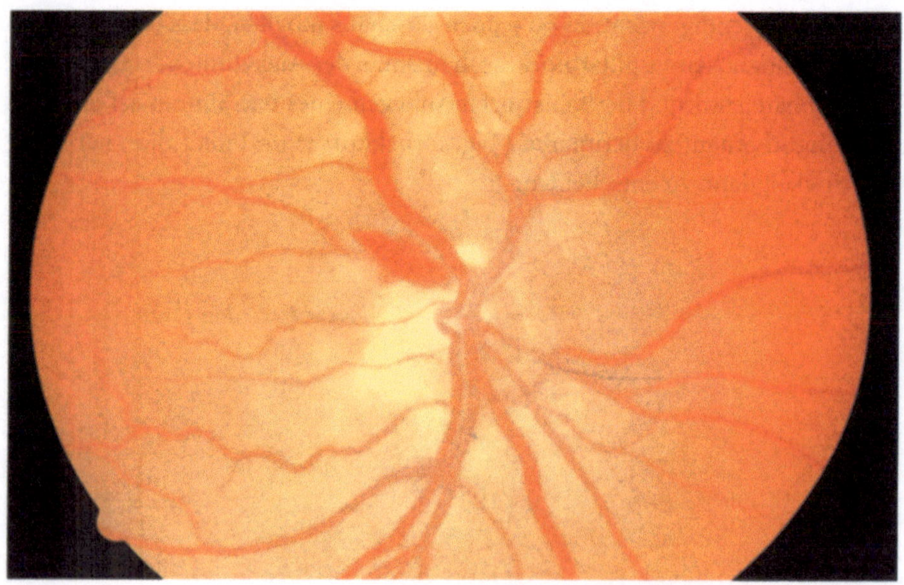

Abb. 12. Papillenrandblutung am rechten Auge

Diskussion/Patientenmanagement

Der 59-jährige Patient leidet an einer Hypertonie, es besteht eine intensive Nikotin-Anamnese. Die augenärztliche Vorgeschichte ist leer, die Sehschärfe ist nahezu uneingeschränkt, das unbehandelte Augeninnendruckniveau liegt im oberen Normbereich und geringfügig darüber. Die Gesichtsfelder sind befundfrei, der Kammerwinkel ist weit, die Papillen sind physiologisch exkaviert, es sind jedoch rezidivierende Papillenrandblutungen dokumentiert.

Bei der vorliegenden kleinen Papille sind frühe neuronale Läsionen schwer zu beurteilen. Die Biomorphometrie kann die absolute Papillengröße bestimmen und zu diesem Aspekt weitere Klarheit schaffen. Die rezidivierenden Papillenrandblutungen sind ursächlich in Verbindung mit der Hypertonie zu sehen, eine Optimierung der Kreislauferkrankung ist notwendig. Eine begleitende, medikamentöse Augeninnendrucksenkung würde den Perfusionswiderstand in der Papille reduzieren und damit das Risiko erneuter Blutungen herabsetzen. Der genaue Pathomechanismus der Papillenblutung ist schwer abzuschätzen. Blutungen aus venösen Mikrostasen oder in Form eines minihämorrhagischen Infarktes sind möglich. Die medikamentöse Blutdruckeinstellung sollte ein Blutdruck-Monitoring über Nacht implizieren, um nächtliche Blutdruckänderungen von Krankheitswert, wie z. B. Überbehandlungsphänomene, aufzudecken.

Patient 13: 55 J/W

Anamnese/Befund	
AA:	Hypotonie, Migräne
OA:	NTG seit 2 J.
V:	od: –2,0 = 0,7; os: –3,0 = 1,0
IOD:	od/os-cm (2meds): 14–18
GF:	od/os: St. 1
KW:	od/os: Grad 1
Papillen:	c/d-r = 0,8; Randbltg.

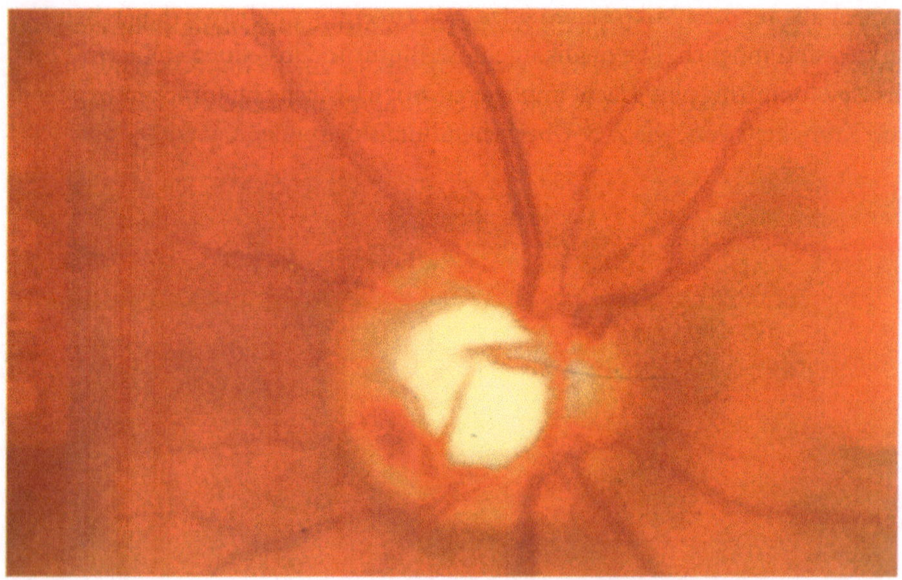

Abb. 13. Blutung am Exkavationsrand der rechten Papille – glaukomatöse Exkavation mit circumlinearem Gefäßverlauf am Exkavationsrand sowie ein Brückenphänomen eines Gefäßes in der Exkavation

Diskussion/Patientenmanagement

Die 55-jährige Patientin zeigt in ihrer Allgemeinanamnese eine hypotone Kreislauf-Dysregulation und häufige Migräne-Episoden. Ophthalmologisch ist ein Normaldruckglaukom seit 2 Jahren dokumentiert. Der Visus am RA ist nach Ausgleich einer geringen Myopie reduziert, links uneingeschränkt. Das Augeninnendruckniveau liegt unter einer Kombinationstherapie im mittleren Normbereich. Die Gesichtsfelder beider Augen zeigen Ausfälle vom Stadium I, der Kammerwinkel ist weit, die Papillen sind pathologisch exkaviert mit gehäuften Randblutungen.

Hier gilt es, das medikamentöse Behandlungsschema neu zu orientieren und das Therapiekonzept auf „gefäßunbedenkliche" Medikamente zu konzentrieren, d. h. potentiell vasokonstriktorisch wirkende oder blutdrucksenkende Substanzen zu vermeiden. Die gehäuften Randblutungen bei einer progressiven Optikoneuropathie verlangen eine Optimierung der Herzkreislaufsituation. Im vorliegenden Falle ist eine begleitende neuroprotektive Therapie gerechtfertigt, z. B. mit Kalzium-Antagonisten wie Nimodipin 2 x 30 mg oder einer peroralen Magnesium-Therapie 3 x 150 mg. Eine verstärkte körperliche Aktivität vermag die hypotone Kreislauf-Dysregulation günstig zu beeinflussen. Eine weitere Möglichkeit ist die Gabe von niedrig-dosierten Mineralokortikoiden, auf welche etwa ein Drittel der hypotonen Patienten mit einer Blutdrucksteigerung ansprechen. Hier gilt es jedoch das Nebenwirkungsprofil der Mineralokortikoide sorgfältig zu bedenken und im individuellem Falle entsprechend zu reagieren. Auch eine vermehrte Kochsalzaufnahme und eine erhöhte tägliche Flüssigkeitsmenge werden günstig beurteilt. Auch hierfür sprechen nicht alle Patienten mit gleicher Sensitivität an. Die Nützlichkeit dieser Therapieoption muss individuell beurteilt werden. Die auftretenden Papillenrandblutungen sind Konsequenzen der Vasospastik im Auge, dieses ist am sichersten mit einer Therapie mit Kalzium-Antagonisten zu begegnen. Eine Beeinflussung der Vasospastik am hinteren Augenpol durch eine topische Glaukommedikation ist wenig wahrscheinlich.

Patient 14: 47 J/W

ANAMNESE/BEFUND	
AA:	Hypotonie, Raynaud
OA:	Hohe Myopie
V:	od: –11,0 = 0,6; os: –10,5 = 0,8p
IOD:	od-sm: 20–24; os-sm: 19–25
GF:	od/os: St. 1–2 (unspezif.)
KW:	od/os: Grad 0
Papillen:	c/d-r = 0,3; art. Spasmen

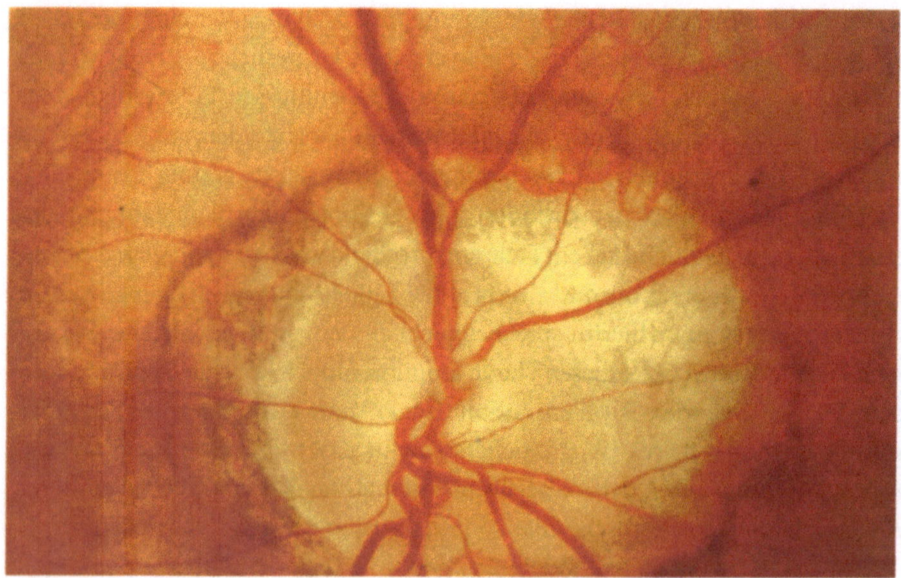

Abb. 14. Papille des rechten Auges mit peripapillärer Atrophie bei hoher Myopie. Beachten Sie die arteriellen Gefäßspasmen intra- und peripapillär

Diskussion/Patientenmanagement

Die 47-jährige Patientin leidet an einer Hypotonie sowie einer intensiven Raynaud-Symptomatik. Ophthalmologisch liegt eine hohe Myopie mit geringer Visusreduktion vor, ein unbehandeltes Druckniveau über dem Normbereich. Das Gesichtsfeld beider Augen zeigt unspezifische Ausfälle des Stadiums I–II. Der Kammerwinkel ist weit, die Papillen sind noch physiologisch exkaviert, auffällig sind peripapilläre intensive Gefäßspasmen.

Hier ist eine gründliche internistische Abklärung notwendig mit dem sicheren Ausschluss einer Kollagenose. Eine erworbene Farbsinnstörung könnte die Verdachtsdiagnose einer ischämischen Papillenstörung erhärten. Neben einer Problem-orientierten, internistischen Therapie ist eine intensive, medikamentöse Augendrucksenkung notwendig, um den arteriellen Perfusionswiderstand so gut es geht zu senken. Sollte dies mit einer vaskulär indifferenten Glaukommedikation nicht gelingen, wäre auch an eine operative Augendrucksenkung zu denken. Vordergründig ist jedoch die Behandlung der Kreislauferkrankung mit einer adäquaten, anti-angiospastischen Therapie, die jedoch die Hypotonie nicht verstärken darf. Hier könnten insbesondere zentral wirksame Calciumantagonisten ohne periphere (blutdrucksenkende) Nebenwirkungen sinnvoll sein (z. B. Nimodipin 2–3 x 30 mg/die).

Patient 15: 67 J/M

ANAMNESE/BEFUND	
AA:	Hypertonie, Myokardinfarkt
OA:	Myopie
V:	od: −2,5 = 0,4; os: −3,5 = 1,0
IOD:	od-sm: 18–22; os-sm: 17–20
GF:	od: St. 1–2; os: St. 0
KW:	od/os: Grad 2
Papillen:	od: sekt. Blässe; c/d-r: 0,3

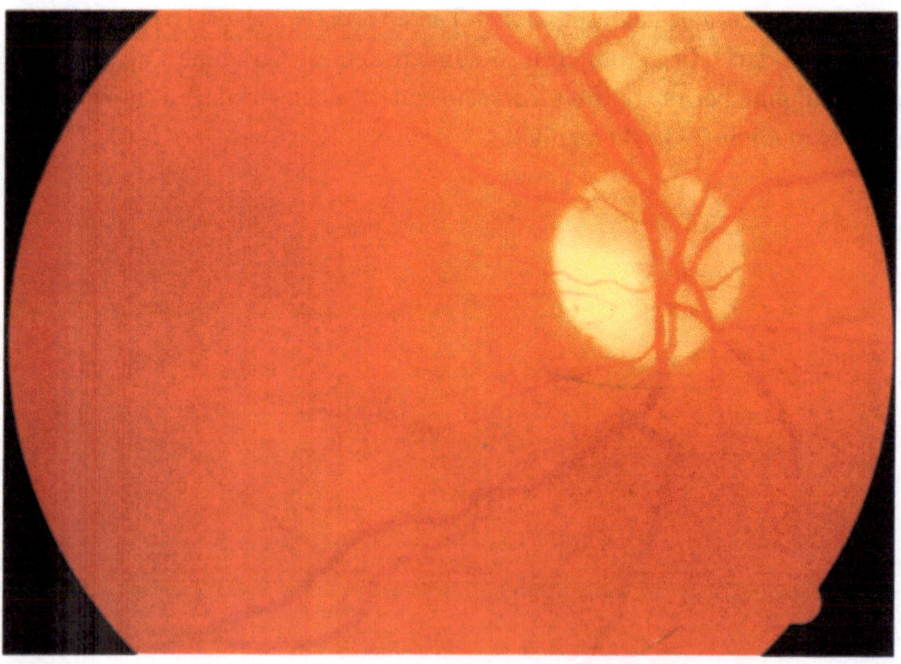

Abb. 15a. Papille des rechten Auges. Beachten Sie die sektorielle Abblassung des neuroretinalen Randsaumes im temporal unteren Quadranten der Papille

1 TEST * EINZELERGEBNIS (05.08.94 C:\KLINIK\GFKLINIK\-FAELLE1.PHF)

PATIENT *01.04.28 ID: +60857

RA 25.08.89 9.13 Uhr HFA 30-S ZENTRALFELD SCHWELLENTEST Stim III (200ms) Dopp. Eingabelung
Pupille 2.0 mm Visus 1.0 Fixationsmarke Zentral Korr +4.0 sph zyl ° Achse
Testdauer 34:57 min Fragen 950 MalFixation [III] 23% (10/43) FalschPos 14% (3/22) FalschNeg 15% (3/20)

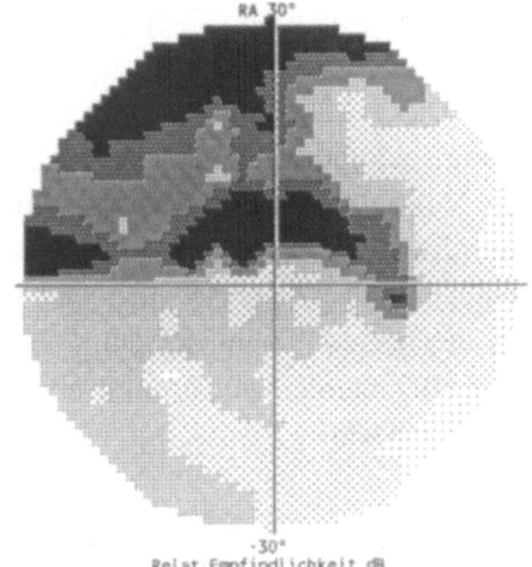

Abb. 15b. Zentrales Gesichtsfeld des rechten Auges

Diskussion/Patientenmanagement

Der 67-jährige Patient zeigt ein intensives kardiovaskuläres Risikoprofil für die Entwicklung einer ischämischen Optikoneuropathie. Es besteht eine mittlere Myopie mit einer deutlichen Visusreduktion am RA, bei guter Sehschärfe am Partnerauge. Der Augeninnendruck ist unbehandelt im oberen Normbereich, am RA bestehen Gesichtsfeldausfälle des Stadiums I–II, der perimetrische Befund des LA ist regelrecht. Der Kammerwinkel ist bds. weit, die rechte Papille zeigt im temporal unteren Quadranten eine sektorielle Abblassung als Zeichen einer ischämischen Papillenschädigung. Die Exkavation beider Papillen ist physiologisch.

Es handelt sich hier um eine einseitige ischämische Optikoneuropathie bei pathognomonischem kardiovaskulärem Risikoprofil. Die medikamentöse Augeninnendrucksenkung hat hier eine begleitende Schutzwirkung, vorrangig ist jedoch die internistische Therapie der Hypertonie. Eine potentiell neuroprotektive Behandlung mit Calciumantagonisten ist überlegenswert. Eine ausschließliche Neuroprotektion ist in ihrer Wertstellung nach den Beweiskriterien der kontrollierten klinischen Studie noch nicht möglich. Umfangreiche Therapiestudien zu diesem Behandlungsweg werden derzeit durchgeführt. Der Pathomechanismus der ischämischen Papillenschädigung bei diesem Patienten ist aller Wahrscheinlichkeit nach durch eine Sklerose der arteriellen Endstrombahn verursacht. Es liegt hier somit keine vasospastische ischämische Papillenläsion vor. Die Gefäßlumina lassen sich durch vasodilatorische Medikation wenig beeinflussen und eine induzierte Vasodilatation könnte zu einem kontraproduktiv wirkenden „Steal-Phänomen" führen. Die begleitende medikamentöse Augendrucksenkung hat die Wertstellung der Minderung des Perfusionswiderstandes. Zu überprüfen ist auch die Blutfluidität sowie der Gerinnungsstatus. In diesem Zusammenhang kann die Gabe von niedrig dosierter Acetylsalicylsäure (100 mg/die) zur Thrombembolieprophylaxe der arteriellen Endstrombahn sinnvoll sein.

Patient 16: 44 J/M

Anamnese/Befund	
AA:	leer
OA:	GF-Ausfall seit Jugend am od
V:	od-sc: 0,5; os-sc: 1,0
IOD:	od-sm: 21–24; os-sm: 19–23
GF:	od: St. 2 (unspezif.) os: St. 0
KW:	od/os: Grad 1
Papillen:	od: Grubenpap.; os: o.B.

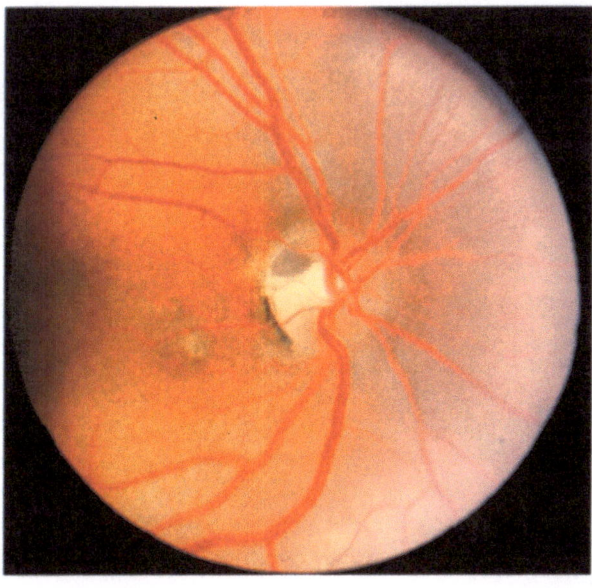

Abb. 16a. Papille des rechten Auges. Beachten Sie die „Papillengrube" im neuroretinalen Randsaum im temporal oberen Quadranten

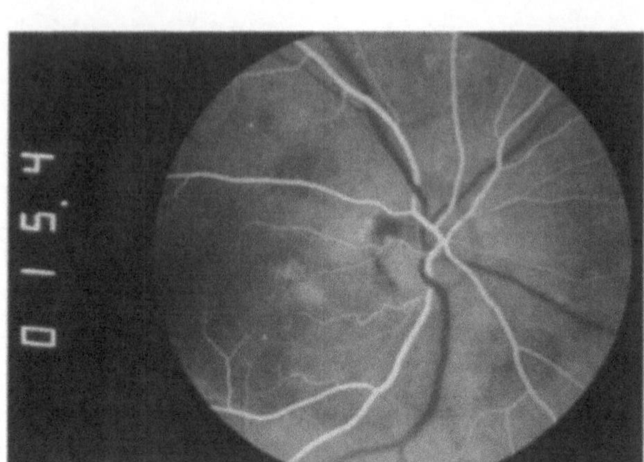

Abb. 16b. Fluoreszenz-Angiogramm des zentralen Fundus des rechten Auges. Beachten Sie die subretinale Exsudation im Angiogramm

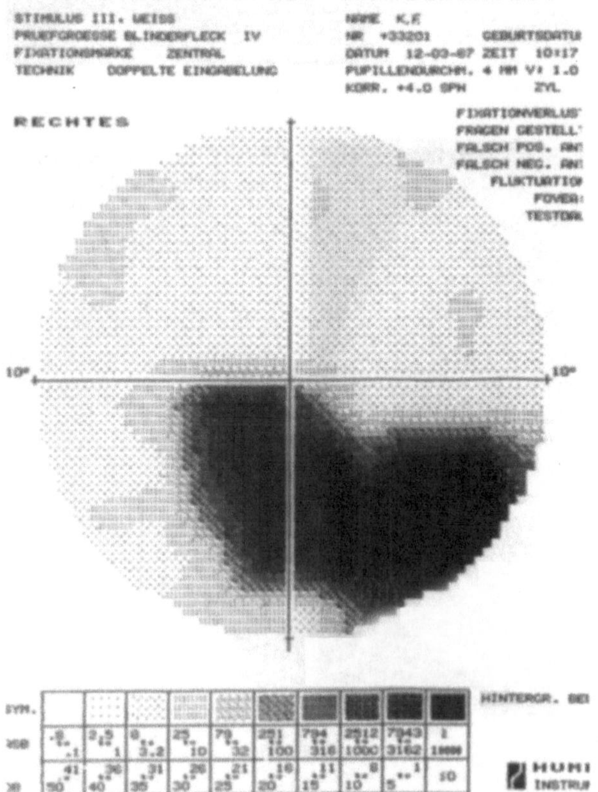

Abb. 16c. Zentrales Gesichtsfeld des rechten Auges

Diskussion/Patientenmanagement

Der 44-jährige Patient ist gesund, am RA besteht ein Gesichtsfeldausfall seit Jugend an, der Visus ist an diesem Auge auf 0.5 reduziert bei funktionell und anatomisch unauffälligem Partnerauge. Der Augeninnendruck ist bds. geringfügig erhöht, das Gesichtsfeld des RA zeigt Ausfälle unspezifischer Art des Stadiums II, die perimetrischen Befunde sind am Partnerauge regelrecht, der Kammerwinkel ist beidseits weit. Die Papille des RA zeigt eine typische Grube im temporal oberen Quadranten mit subretinaler Farbstofffreisetzung im Angiogramm und einen Gesichtsfeldausfall von parazentral bis in die Peripherie.

Der erhöhte Augeninnendruck an diesem Auge ist unabhängig von der vorliegenden Papillenanomalie und hat keinen Krankheitswert bezüglich einer möglichen Progression des Gesichtsfeldausfalles. Eine Verlaufskontrolle der mäßig erhöhten Augeninnendruckwerte ist legitim, der Nutzen einer medikamentösen Augendrucksenkung strittig. Ein weiterer Abfall der zentralen Sehschärfe könnte in Verbindung mit der subretinalen Exsudation interpretiert werden. Bei entsprechend erhöhten Augendruckwerten könnte eine niedrig-dosierte perorale Diamox-Therapie die subretinale Exsudation reduzieren und einem persistierenden Makulaödem vorbeugen.

Patient 17: 49 J/M

Anamnese/Befund	
AA:	leer
OA:	progr. Abnahme des Sehvermög.
V:	od/os-cc = 0,7
IOD:	od-sm: 18–20; os-sm: 16–21
GF:	od/os: St. 2–3 (unspezif.)
KW:	od/os: Grad 2
Papillen:	oberfl. + tiefe Drusen

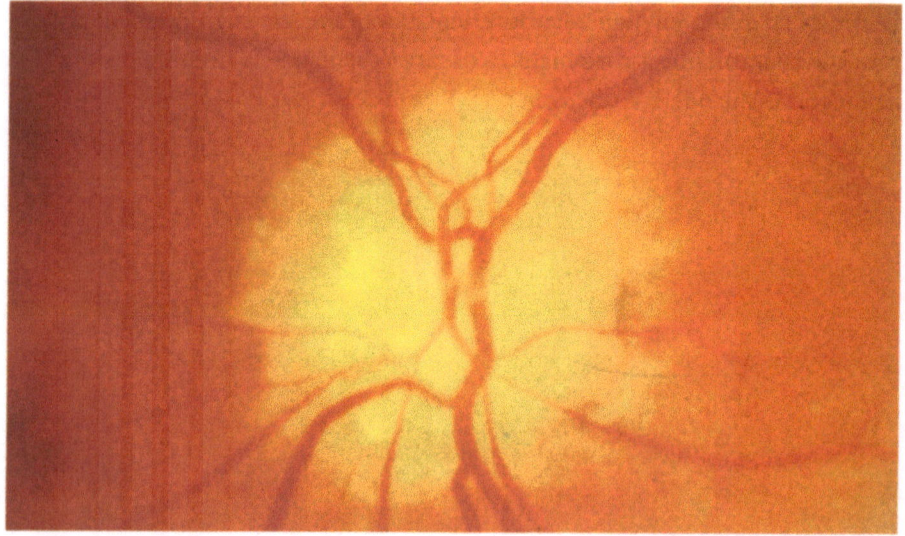

Abb. 17. Papille des rechten Auges mit oberflächlichen Drusen

Diskussion/Patientenmanagement

Der 49-jährige Patient ist gesund, ophthalmologisch besteht die Anamnese einer progressiven Abnahme des Sehvermögens an beiden Augen. Der Augeninnendruck liegt unbehandelt im oberen Normbereich, die Gesichtsfelder zeigen unspezifische, fortgeschrittene Ausfälle des Stadiums II–III, der Kammerwinkel ist weit, die Papillen zeigen ophthalmoskopisch eine intensive Drusenbeladung. Die Computer-Tomographie und die Auto-Fluoreszenz lassen auch tiefe Drusen der Papillen nachweisen. Hier liegt eine hereditäre Erkrankung der Papillen vor. Es ist wichtig, Optikusmeningiome auszuschließen, da diese bei Drusenpapillen häufiger auftreten. Eine medikamentöse Augendrucksenkung ist hier ratsam, da der erhöhte Augeninnendruck als ein Co-Risikofaktor für die Progression der Gesichtsfeldausfälle gilt. Eine Therapie mit erhöhtem Sauerstoffpartialdruck in der Atemluft (sogenannte Sauerstoffkur) ist strittig, die Wertstellung der hyperbaren Sauerstofftherapie ebenso. Eine neuroprotektive Behandlung ist in ihrem Effekt spekulativ.

Patient 18: 52 J/W

Anamnese/Befund	
AA:	orthostat. Dysregulation
OA:	nicht-progred. GF-Ausfälle
V:	od/os-cc = 0,8
IOD:	od/os-sm: 17–20
GF:	od/os: St. 3
KW:	od/os: Grad 3
Papillen:	Mikropap., „tilted-disc-S."

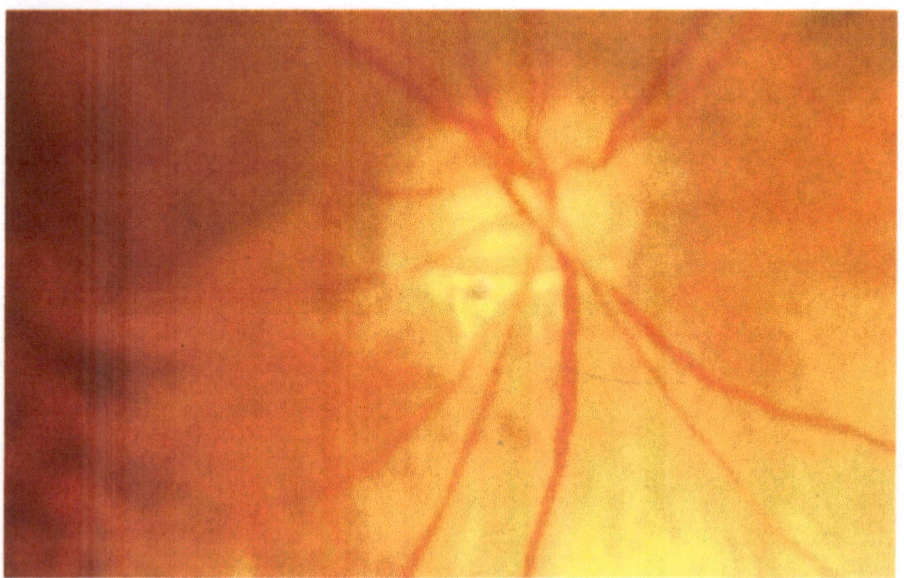

Abb. 18a. Papille des rechten Auges – Mikropapille und „tilted-disc-Syndrom"

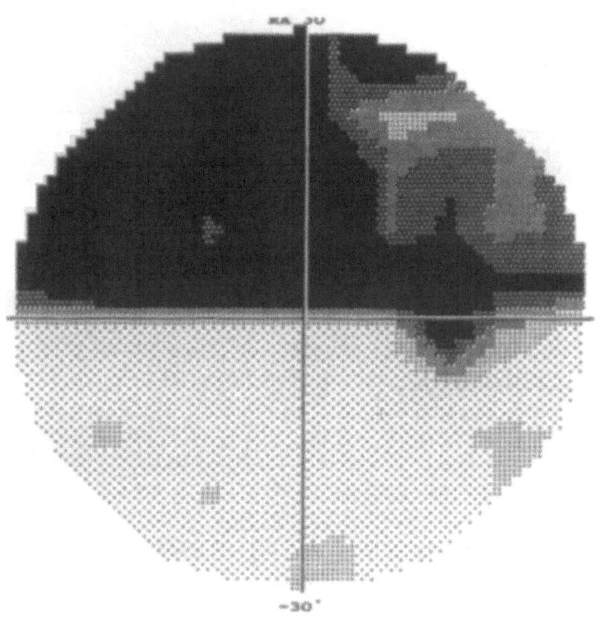

Abb. 18b. Gesichtsfeld des rechten Auges

Diskussion/Patientenmanagement

Die 52-jährige Patientin leidet an einer orthostatischen Dysregulation. Ophthalmologisch bestehen beidseitige gravierende, nicht-progrediente Gesichtsfeldausfälle. Die Sehschärfe ist korrigiert, geringfügig herabgestetzt, der Augeninnendruck unbehandelt im oberen Normbereich, der Kammerwinkel ist bds. eng, am Fundus zeigen sich Mikropapillen und eine Papillenanomalie im Sinne eines „Tilted-Disc-Syndroms".

Die Gesichtsfeldausfälle in den oberen Quadranten der Patientin sind durch die Hypoplasie der Papillen und die Papillenanomalie erklärt. Eine therapeutische Zugänglichkeit ist nicht gegeben, das Augendruckniveau bedarf lediglich der Verlaufskontrolle. Wegen des engen Kammerwinkels und der Gefahr eines akuten Pupillarblockglaukoms sollte jedoch eine beidseitige Iridektomie ausgeführt werden. Das Auftreten eines akuten Glaukoms bei der vorliegenden Hypoplasie der Papillen hätte ein größeres Schädigungsrisiko als bei einer regelrechten Papillenmorphologie.

Patient 19: 54 J/M

Anamnese/Befund	
AA:	leer
OA:	hohe Myopie (od/os: –11,0 dpt)
V:	od/os-cc: 0,6
IOD:	od-sm: 20–23; os-sm: 19–24
GF:	od/os: St. 2 (unspezif.)
KW:	od/os: Grad 1
Papillen:	myop. Konus, Staphylom

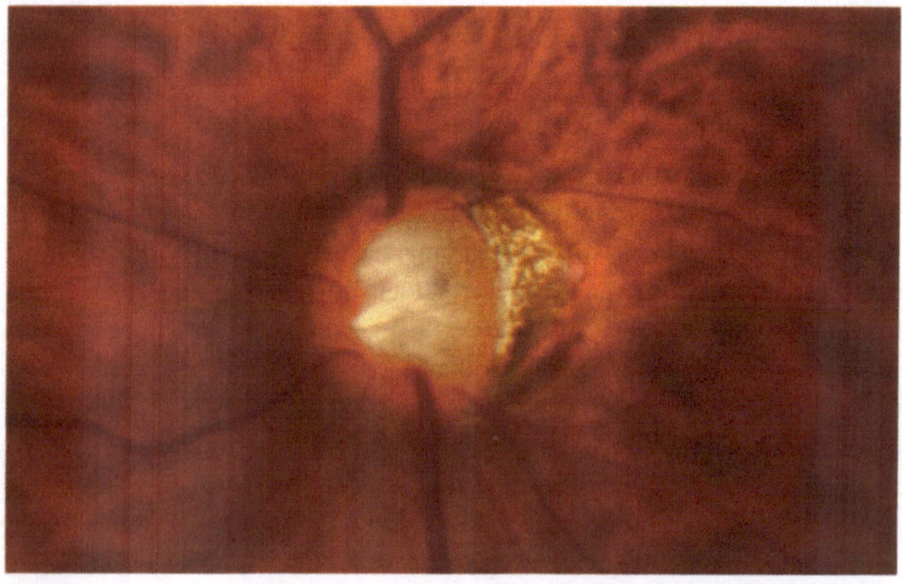

Abb. 19a. Papille des linken Auges. Beachten Sie den myopen Konus mit der papillomakulären, peripapillären Staphylom-Bildung bei „pseudoglaukomatöser" Exkavation

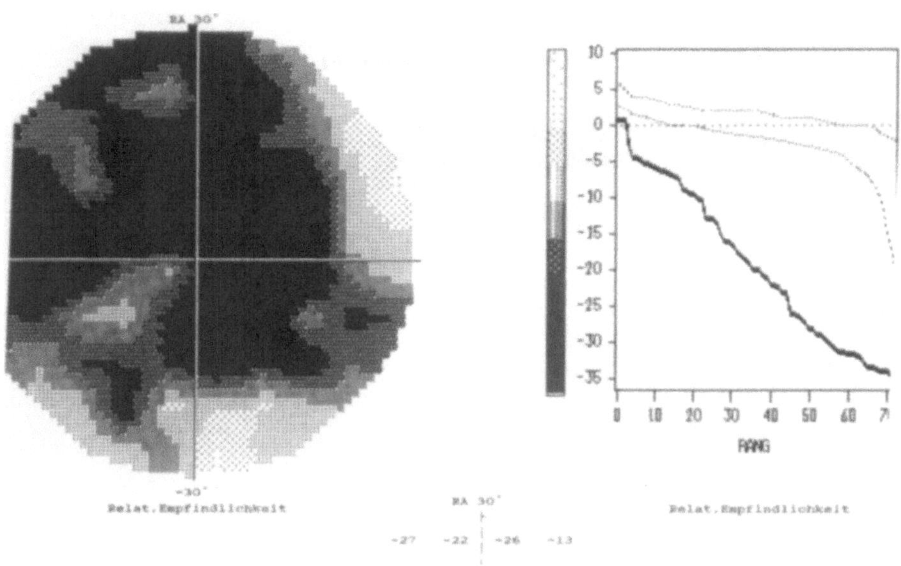

Abb. 19b. Gesichtsfeld des linken Auges

Diskussion/Patientenmanagement

Die 54-jährige Patientin ist gesund, es besteht eine hohe Myopie von etwa 11 Dioptrien mit einer Herabsetzung der zentralen Sehschärfe, korrigiert auf 0.6. Die Augendruckwerte liegen oberhalb des Normbereiches, die Perimetrie weist unspezifische Ausfälle des Stadiums II auf, der Kammerwinkel ist weit. Am Fundus zeigen die Papillen einen myopen Konus und eine ausgeprägte Staphylombildung nach temporal. Die große Niveaudifferenz zwischen intakter Netzhaut und Papillenoberfläche führt zu einer Zugwirkung auf die Nervenfaserschicht mit konsekutivem neuronalen Untergang. Die Papillenschädigung mit Ausbildung einer Pseudoexkavation der Papille ist somit Teil des Myopie-Syndroms. Eine medikamentöse Augeninnendrucksenkung folgt der Logik der Staphylomentlastung und damit der Glaukomprophylaxe, da diese Papillen besonders sensibel auf erhöhten Augeninnendruck reagieren. Eine Therapie des Myopie-Syndroms ist nicht möglich. Außerdem gilt zu bedenken, dass die Tonometrie bei der hohen Myopie unsicher ist. Die Pachymetrie der zentralen Hornhaut kann den Tonometriefehler mit entsprechenden Korrekturfaktoren berücksichtigen. Eine operative Augendrucksenkung ist hier wenig empfehlenswert, da bei einer postoperativen Hypotonie das Amotio-Risiko relativ groß ist.

Patient 20: 61 J/M

ANAMNESE/BEFUND	
AA:	Bradyarrhythmie
OA:	Exzess. Myopie (–17,0/–15,5 dpt)
V:	od-cc: 0,4; os-cc: 0,5
IOD:	od-sm: 14–17; os-sm: 14–18
GF:	od/os: St. 1–2 (unspezif.)
KW:	od/os: Grad 0
Papillen:	Myop. Konus, Staphylom

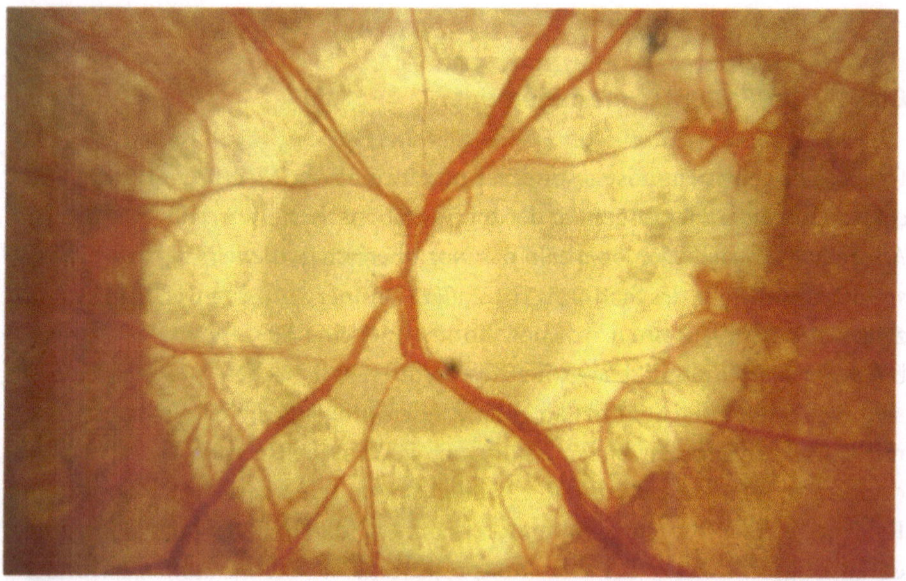

Abb. 20. Papille des rechten Auges. Beachten Sie die peripapilläre Atrophie mit zirkulärer Staphylombildung bei exzessiver Myopie

Diskussion/Patientenmanagement

Der 61-jährige Patient leidet an einer Bradyarrhythmie, ophthalmologisch liegt eine exzessive Myopie vor, mit einer Herabsetzung der korrigierten Sehschärfe auf 0.4 und 0.5. Das unbehandelte Augendruckniveau liegt im mittleren Normbereich, die Gesichtsfelder zeigen unspezifische Ausfälle des Stadiums I–II, der Kammerwinkel ist bds. weit, die Papillen zeigen einen myopen Konus und eine ausgeprägte zirkumferente myope Staphylombildung. Die Papille erscheint groß, der Gefäßstamm ist zentral und zeigt keine Verdrängungsphänomene. Auch +hier ist die Augendrucksenkung nur von einer begleitenden Logik, um den Staphylombereich so gut es geht zu entlasten. Gesichtsfeldausfälle und die Herabsetzung des Visus sind erklärt durch das Myopie-Syndrom. Wegen des Amotio-Risikos sollte eine operative Augeninnendrucksenkung nur durch ein entsprechendes Augendruckniveau, welches medikamentös nicht auf den Zieldruck gebracht werden kann, in Betracht gezogen werden.

3. Kapitel
Dysgenetische Glaukome

Moderator:

J. FUNK/FREIBURG

Patient 21: 49 J/M

Anamnese/Befund	
AA:	leer
OA:	geringe Ametropie
V:	od/os-cc = 1,0
IOD:	od-sm: 21–26; os-sm: 19–24
Gf:	od/os: St. 0
KW:	od/os poster. Irisinsertion
Papillen:	od/os: c/d-r = 0,3

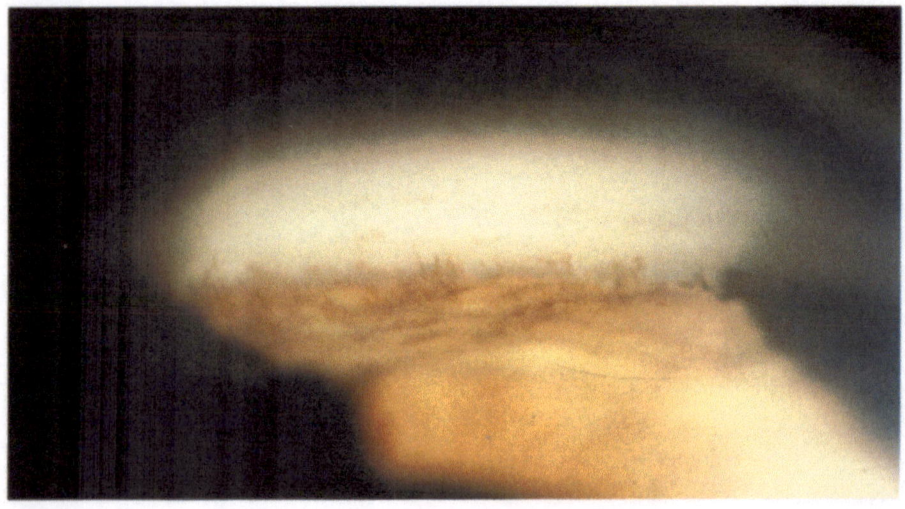

Abb. 21. Kammerwinkel des rechten Auges. Beachten Sie die filzige Insertion von stromaler Iris im posterioren Trabekelmaschenwerk

Diskussion/Patientenmanagement

Der 49-jährige Patient ist gesund, allgemeine Risikofaktoren für eine Glaukomerkrankung bestehen nicht. Nach Ausgleich einer geringen Ametropie ist die Sehschärfe uneingeschränkt, das unbehandelte Augendruckniveau geringfügig erhöht, die Gesichtsfelder sind befundfrei, die Papillen regelrecht, lediglich der Kammerwinkel zeigt eine posteriore Irisinsertion in das Trabekelmaschenwerk hinein, im Sinne einer gering ausgeprägten Goniodysgenesie.

Hier besteht eine relative Indikation zu einer medikamentösen Augendrucksenkung. Ein einseitiger Therapieversuch zur individuellen Abschätzung von Wirksamkeit und Verträglichkeit ist legitim. Eine Blau-Gelb-Perimetrie kann zusätzlichen Aufschluss darüber geben, ob bereits eine neuronale Läsion vorliegt, welche in der Weiss-Weiss-Perimetrie nicht nachweisbar wäre. Da bei dieser Frühform eines dysgenetischen Glaukoms erhebliche Augendruckschwankungen auftreten können und mit zunehmendem Lebensalter eine gravierende Dekompensation des Augeninnendruckes eintreten kann, stellt sich die Frage, in wie weit dann eine mehrfache, antiglaukomatöse, medikamentöse Therapie die Prognose einer vielleicht notwendig werdenden Filtrationsoperation ungünstig beeinflusst. Insgesamt ist die Logik für einen Therapiebeginn zu dem gegebenen Zeitpunkt nicht groß. Eine sorgfältige Verlaufsdokumentation der ophthalmoskopischen sowie der psychophysischen Befunde wäre vorzuziehen.

Patient 22: 54 J/W

Anamnese/Befund	
AA:	posit. FA (Glaukom)
OA:	Hyperopie (+3,0/+3,5 dpt)
V:	od/os-cc = 1,0
IOD:	od/os-cm (2xmeds): 22–27
GF:	od/os: St. 1/2
KW:	„wrap around iris"
Papillen:	od/os: c/d-r = 0,8

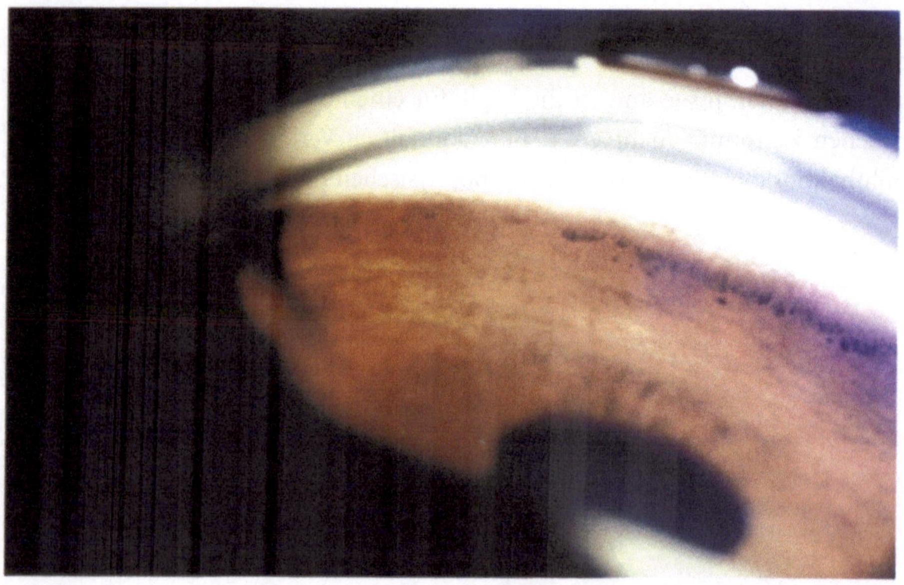

Abb. 22. Kammerwinkel des linken Auges. Beachten Sie bitte die völlige Auskleidung der Kammerwinkelbucht mit stromaler Iris (sog. „wrap-around-iris"-Konfiguration)

Diskussion/Patientenmanagement

Bei der 54-jährigen Patientin besteht eine positive Familienanamnese von Glaukom, wahrscheinlich einer hereditären Form. Nach Ausgleich einer mittleren Hyperopie ist die Sehschärfe uneingeschränkt, der Augeninnendruck unter Therapie mit zwei Medikationen liegt zwischen 22–27 mmHg. Die Gesichtsfelder zeigen an beiden Augen Ausfälle des Stadiums I–II, die Papillen sind pathologisch exkaviert, der Kammerwinkel zeigt eine erhebliche Ausprägung einer Goniodysgenesie im Form einer fast völligen Auskleidung der Kammerwinkelbucht durch mesodermale Iris.

Die Perspektiven einer adäquaten Drucksenkung mit einem Zieldruck im mittleren bis unteren Normbereich mit medikamentösen Behandlungsoptionen sind nicht gut. Ohne Zweifel besteht hier eine Operationsindikation bei einer massiven Ausprägung einer Hemmungsmissbildung der Abflusswege, mit nur begrenzter medikamentöser Zugänglichkeit der hohen Augendruckwerte und bei einer fortgeschrittenen beidseitigen Papillenschädigung mit entsprechenden Gesichtsfeldausfällen. Hier ist eine dramatische Augendrucksenkung notwendig, welche mit „milden Operationstechniken“ wie z. B. Trabekulotomie oder nichtperforierenden Operationsmethoden wahrscheinlich nicht erreicht wird. Je nach den persönlichen Erfahrungen des Operateurs wäre an eine Trabekulektomie mit Mitomycin oder an eine Trabekulektomie mit perioperativer Anwendung von 5-Fluorouracil zu denken. Eine Filtrationsoperation ohne begleitende Wundmodulation würde die notwendige, gravierende Senkung des Augendruckes weniger wahrscheinlich erreichen lassen. Eine Vernarbung der Filtrationsstelle ließe wichtige Zeit für die Druckregulierung verstreichen, ein Risiko, welches bei der vorliegenden fortgeschrittenen Papillen- und Gesichtsfeldschädigung nicht eingegangen werden sollte.

Patient 23: 46 J/M

Anamnese/Befund	
AA:	leer
OA:	leer
V:	od/os-sc = 1,0
IOD:	od-sm: 32–37; os-sm: 34–38
GF:	od/os: St. 2
KW:	anterior. Irisinsertion
Papillen:	od/os: c/d-r = 0,8

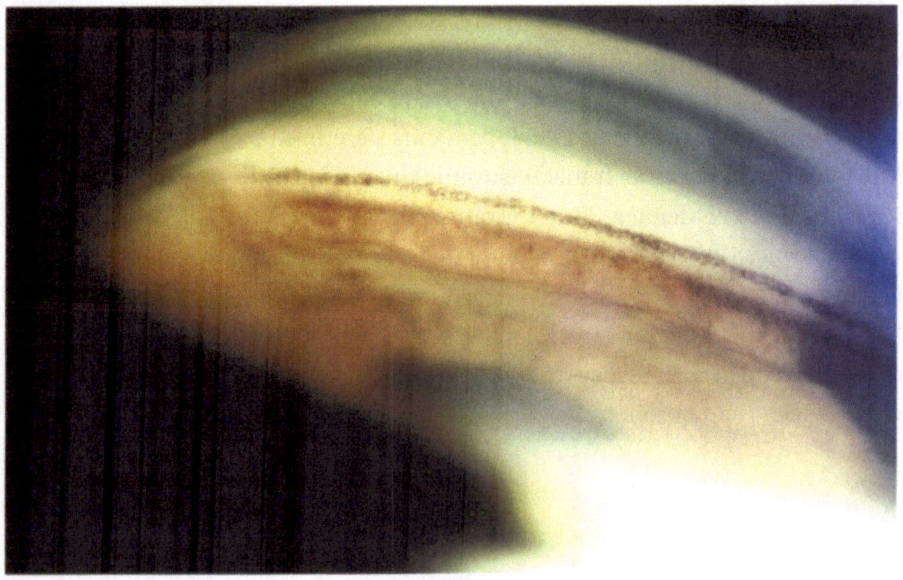

Abb. 23a. Kammerwinkel des rechten Auges. Beachten Sie bitte die Insertion von stromaler Iris in das anteriore Trabekelmaschenwerk hinein (ant. Irisinsertion). Dem weitgehend bedeckten Maschenwerk ist eine dichte Pigemtierungslinie vorgelagert

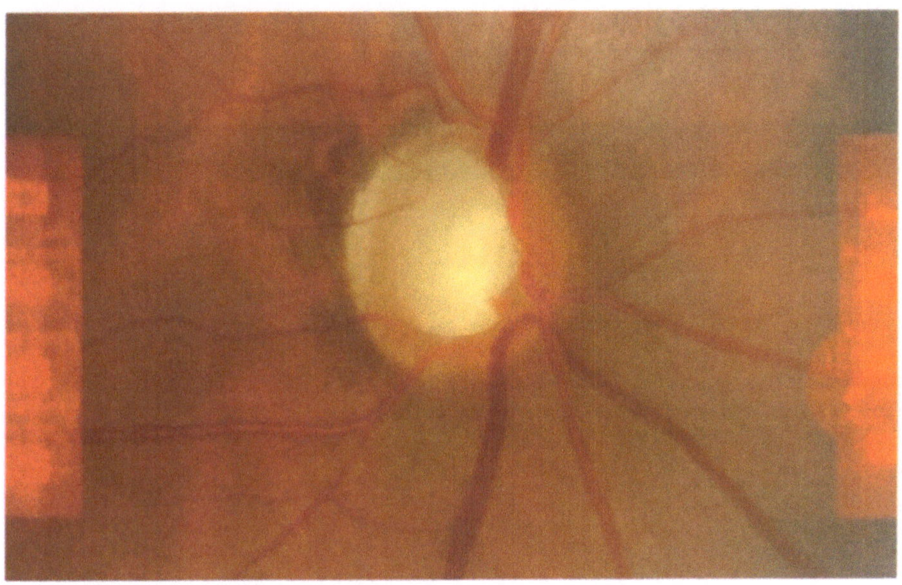

Abb. 23b. Papille des rechten Auges mit fortgeschrittener glaukomatöser Exkavation

Diskussion/Patientenmanagement

Der 46-jährige Patient lässt keine allgemeinen Risikofaktoren erkennen. Die Sehschärfe ist uneingeschränkt, der Augeninnendruck jedoch unbehandelt sehr hoch, das Gesichtsfeld zeigt fortgeschrittene Ausfälle, die Papillenläsion entspricht den Gesichtsfeldbefunden. Der Kammerwinkel zeigt eine ausgeprägte Dysgenesie in Form einer anterioren Irisinsertion in das Trabekelmaschenwerk hinein.

Bei einem unbehandelten Augendruckniveau zwischen 30–40 mmHg und der intensiven Ausprägung dieser Goniodysgenesie sollten medikamentöse Therapieoptionen nicht mehr viel Zeit in Anspruch nehmen. Die sofortige Entscheidung zur Chirurgie ist folgerichtig. Auch hier wäre an eine Trabekulektomie mit begleitender Wundmodulation (Mitomycin C oder 5-Fluorouracil) zu denken. Auch hier würden Trabekulotomie und nicht-perforierende Operationstechniken den Zieldruck nicht erreichen lassen. Der Zeitpunkt bis zur Operation kann durch eine perorale Diamox-Therapie überbrückt werden, eine Sensibilisierung der Bindehaut durch eine präoperative maximale medikamentöse Therapie wäre nicht empfehlenswert.

Patient 24: 39 J/W

Anamnese/Befund	
AA:	leer
OA:	Hyperopie (+3,0/+4,0 dpt) Irisdysplasie
V:	od-cc = 1,0; os-cc = 0,9
IOD:	od-sm: 12–16; os-sm: 13–16
Gf:	od/os: St. 0
KW:	od/os: Grad 3
Papillen:	od/os: c/d-r = 0,3

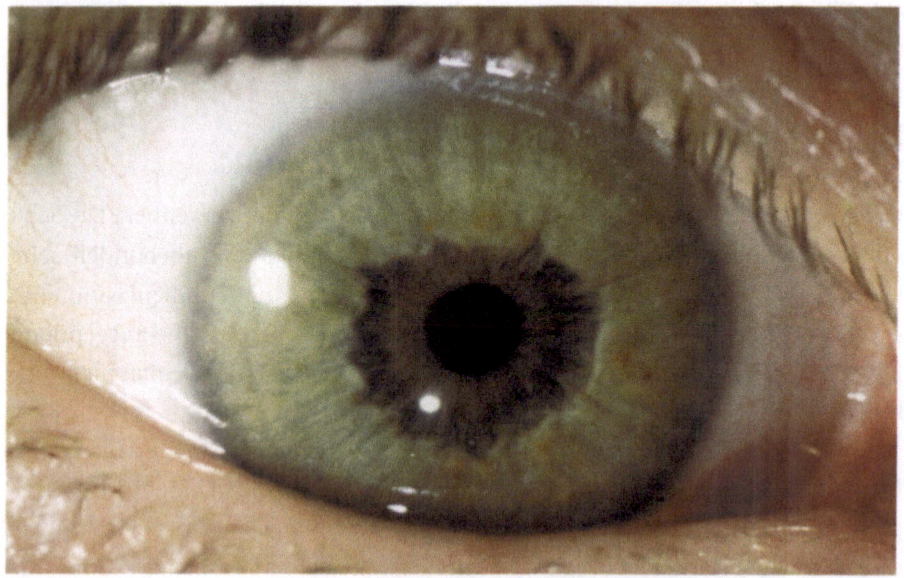

Abb. 24. Irisdysplasie des rechten Auges. Beachten Sie bitte das Fehlen des Irisstromas in der Nähe des Pupillarsaumes

Diskussion/Patientenmanagement

Die 39-jährige Patientin weist keine allgemeinen Risikoparameter auf. Nach Ausgleich einer mittelhohen Hyperopie ist die Sehschärfe uneingeschränkt, der Augeninnendruck liegt unbehandelt im sicheren, mittleren Normbereich. Die Gesichtsfelder sind regelrecht, die Papillenmorphologie unauffällig, es besteht jedoch an beiden Augen ein enger Kammerwinkel. Die Irisstruktur zeigt eine Dysplasie mit einem Fehlen von Irisstroma in der Umgebung des Pupillarsaums. Diese Form der Iris-Dysplasie ist häufig mit einer Trabekulo-Dysgenesie vergesellschaftet, wenn auch letztere gonioskopisch nicht evident sein muss. Es besteht also ein zweifaches Risikoprofil, Irisdysplasie mit großer Wahrscheinlichkeit einer begleitenden Trabekulo-Dysgenesie und enger, anfallsgeeigneter Kammerwinkel.

Ein therapiebedürftiges Augendruckniveau besteht zu dem gegebenen Zeitpunkt nicht, eine präventive medikamentöse Therapie hat keine Logik. Es gilt jedoch hier, das akute Winkelblockrisiko durch eine Iridektomie zu reduzieren. Wegen der möglichen Begrenzung der trabekulären Reseverekapazität wäre eine photodisruptive Laser-Iridotomie eher zu vermeiden und der operativen Iridektomie der Vorzug zu geben.

Patient 25: 14 J/W

Anamnese/Befund	
AA:	posit. FA (kong. Glaukom)
OA:	Megalocornea, Photophobie, Iris bicolor (Ektropium uveae)
V:	od: –7,0 = 0,6; os-sc = 1,0
IOD:	od-cm (3xmeds) 24–27; os-sm: 17
GF:	od: St. 2; os: St. 0
KW:	od: ant. Irisins.; os: o.B.
Papillen:	(c/d-r): od; 0,9; os: 0,4

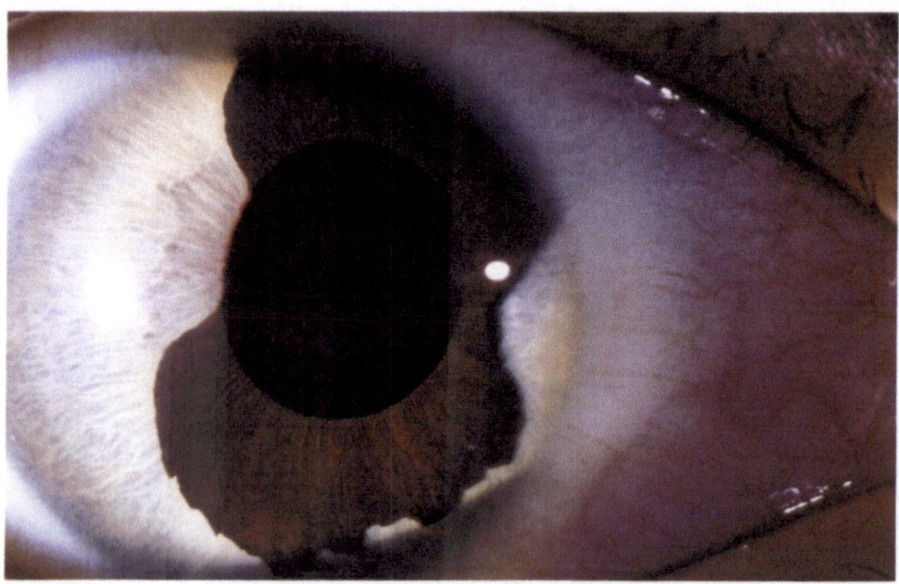

Abb. 25. Ektropium uveae am rechten Auge. Das Pigmentblatt der Iris erscheint großflächig über den Pupillarrand hinaus auf das Irisstroma umgeschlagen

Diskussion/Patientenmanagement

Bei der 14-jährigen Patientin besteht eine Familienanamnese an kongenitalem Glaukom. Der augenärztliche Befund zeigt eine Megalokornea und ein ausgeprägtes Ektropium uveae der Iris. Die Patientin leidet an einer langjährigen Photophobie. Am betroffenen RA (bei gesundem Partnerauge) besteht eine mittelhohe Myopie mit einer Reduktion der zentralen Sehschärfe wahrscheinlich durch eine geringe Amblyopie. Auch bei einer Dreifachmedikation ist der Augeninnendruck dysreguliert, das gesunde Partnerauge hat normale Augendruckwerte ohne Medikation. Am erkrankten RA bestehen fortgeschrittene Gesichtsfeldausfälle, links ist das Gesichtsfeld regelrecht. Das RA zeigt im Kammerwinkel eine anteriore Irisinsertion als typischen Befund für das Vorliegen eines kongenitalen Glaukoms. Die Kammerwinkelmorphologie des LA ist regelrecht. Die Papille des RA ist präterminal exkaviert.

Hier liegt ein weit fortgeschrittenes Stadium eines einseitigen kongenitalen Glaukoms vor, welches eine aggressive Operationstechnik verlangt. Da es sich um einen Primäreingriff handelt, ist der Versuch einer Trabekulotomie legitim, welche nach intraoperativer Exploration auch in eine Trabekulektomie umgewandelt werden kann. Eine primäre Trabekulektomie ist je nach Erfahrungswerten des Operateurs in Verbindung mit einer Wundmodulation ebenfalls gerechtfertigt. Bei Versagen der Filtrationschirurgie wäre im operativen Stufenplan eine Zyklophotokoagulation der nächste Schritt.

Patient 26: 28 J/W

Anamnese/Befund	
AA:	posit. FA (M. Rieger)
OA:	Photophobie, Regenbogenfarb.
V:	od/os-sc = 1,0
IOD:	od/os-cm (2x meds): 20–24
GF:	od/os: St. 0
KW:	od/os: 30–50% synechiert
Papillen:	(c/d-r) od/os = 0,4

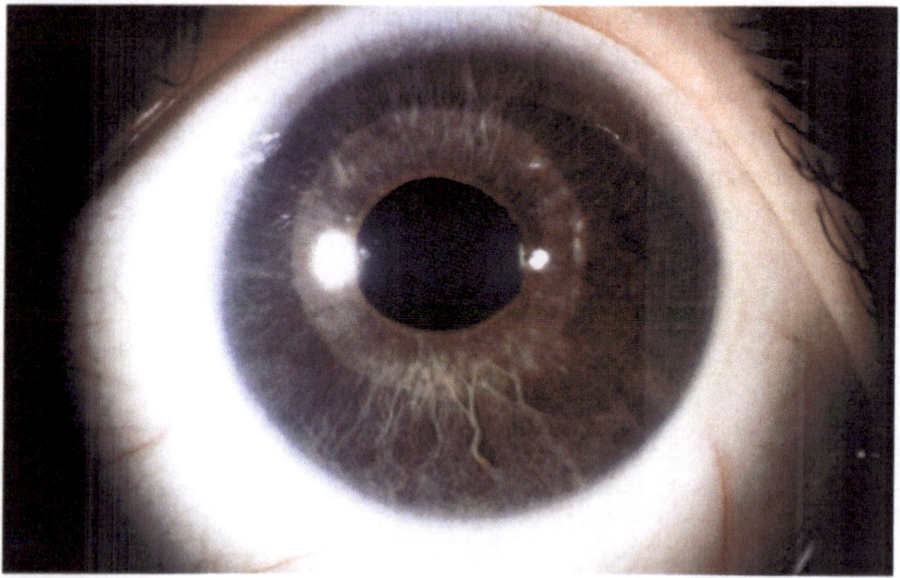

Abb. 26. Irisatrophie des rechten Auges bei Morbus Rieger. Beachten Sie das Durchscheinen des Pigmentblattes des Iris und die Demarkierung der Sphinkterregion am Pupillarsaum nach Stromaatrophie

Diskussion/Patientenmanagement

Bei dem 28-jährigen Patienten liegt eine positive Familienanamnese eines Morbus Rieger vor. Die ophthalmologische Anamnese ergibt eine Photophobie und häufiges Sehen von Regenbogenfarben. Der Visus ist beidseits uneingeschränkt, der Augeninnendruck gering erhöht mit zwei Medikationen. Das Gesichtsfeld ist noch befundfrei, die Papillenmorphologie regelrecht, der Kammerwinkel jedoch beidseits zwischen 30–50 % der Zirkumferenz synechiert. Die Iris zeigt an beiden Augen eine fortgeschrittene Atrophie des Stromas mit einer auffälligen Demarkierung der Sphinkter-Region.

Da bei dieser frühen Form des Morbus Rieger bei dem 28-jährigen Patienten Papillenschäden noch nicht aufgetreten sind, ist es gerechtfertigt, alle medikamentösen Therapiemöglichkeiten auszuschöpfen. Ist der Zieldruck damit nicht zu erreichen, wäre bei der ungünstigen Prognose der Filtrationschirurgie eine Zyklophotokoagulation eine gute Möglichkeit. Bei dem vorliegenden Frühstadium eines komplizierten Sekundärglaukoms mit der Entwicklung eines chronischen Winkelblocks sollten zunächst operative Techniken mit geringem Risikoprofil eingesetzt werden. Da sich mit einer Synechierung von fast der Hälfte des Kammerwinkels der Pathomechanismus des chronischen Winkelblocks entwickelt, wäre eine Goniosynechiolyse eine Operationstechnik mit geringerem Risikoprofil.

Patient 27: 44 J/W

Anamnese/Befund	
AA:	Card. Vitium, Pylorusstenose
OA:	Blendung, Photophobie
V:	od/os-sc: 0,9/1,0
IOD:	od-sm: 19–35; os-sm: 18–27
GF:	od/os: St. 0
KW:	od/os: Grad 2; intens. PDS
Papillen:	(c/d-r) od/os = 0,4

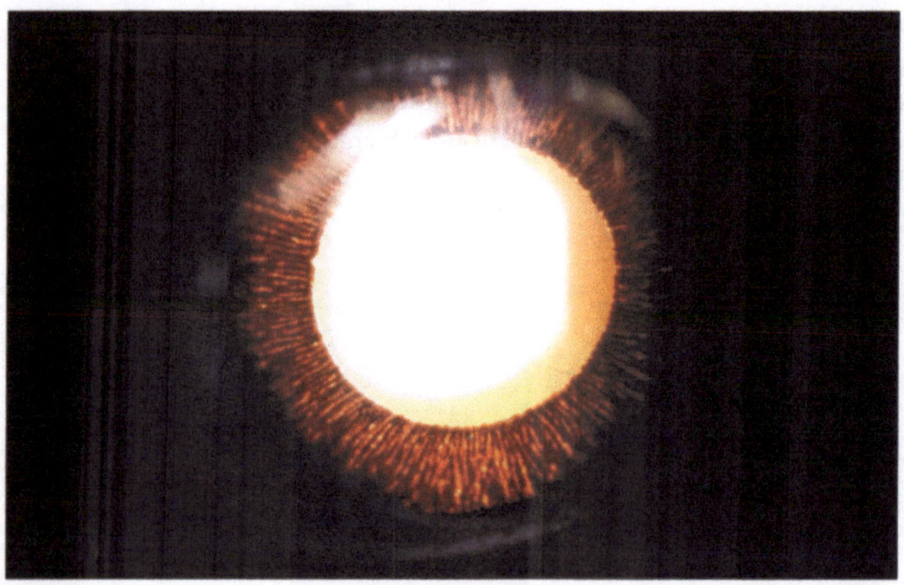

Abb. 27. Atrophie des Pigmentblattes der Iris am Pupillarsaum. Beachten Sie die Durchleuchtbarkeit dieser Irisregion

Diskussion/Patientenmanagement

Die 44-jährige Patientin hat in ihrer Allgemeinanamnese ein kardiales Vitium und eine Pylorusstenose, zwei Erkrankungen, welche bei kongenitalen Glaukomformen gehäuft auftreten. Die ophthalmologische Anamnese weist vermehrt Blendung und Photophobie auf. Die Sehschärfe ist unkorrigiert nahezu uneingeschränkt, das unbehandelte Augendruckniveau zeigt jedoch einen ungewöhnlichen Schwankungsbereich von 19–35 mmHg rechts, 18–27 mmHg links. Das Gesichtsfeld ist noch befundfrei, die Papillenmorphologie ist regelrecht, der Kammerwinkel weit, zeigt jedoch eine intensive Pigmentbeladung des Trabekelmaschenwerks. Es besteht eine Irisdysplasie mit einer fortgeschrittenen Atrophie der pupillarsaumnahen Iris mit einer intensiven Durchleuchtbarkeit dieser Irisregion.

Da die Papillenmorphologie noch günstig und die Gesichtsfeldbefunde regelrecht sind, sollten bei dieser Patientin die individuell möglichen, medikamentösen Therapieoptionen ausgeschöpft werden. Wenn Wirksamkeit und Verträglichkeit antiglaukomatöser Pharmaka einen Zieldruck von 20–25 mmHg nicht erreichen lassen, wäre an eine risikoarme Chirurgie bei dieser Frühform eines dysgenetischen Glaukoms zu denken. Trabekulotomie, Laser-Photoablation des Trabekelmaschenwerks, nicht-perforierende Operationstechniken oder eine milde Zyklophotokoagulation sind denkbar. Da das Trabekelmaschenwerk intensiv pigmentbeladen ist, wäre auch eine energetisch niedrig-dosierte Lasertrabekuloplastik möglich. Da eine Papillenschädigung noch nicht vorliegt, wären aggressive Operationstechniken wie TE mit MMC oder Drainage-Implantate keine Eingriffe der ersten Wahl.

Patient 28: 35 J/M

Anamnese/Befund	
AA:	posit. FA (Marfan-S.)
OA:	hohe Myopie, passag. Diplopie
V:	od: –10,0 = 0,9; os: –9,0 = 0,9
IOD:	od/os-cm (2x meds): 18–28
GF:	od/os: St. 0
KW:	od/os: Grad 1
Papillen:	(c/d-r) od/os = 0,4

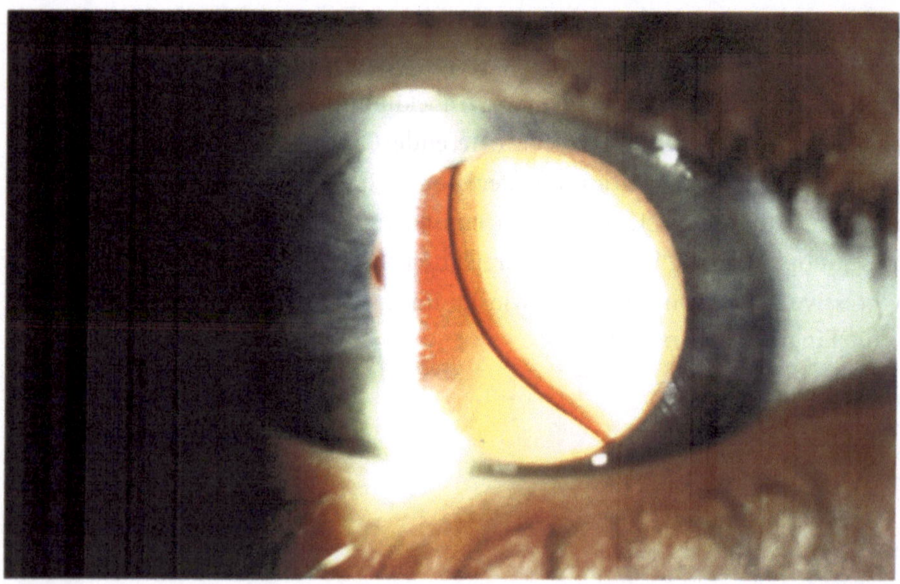

Abb. 28. Subluxation der Kugellinse nach nasal oben bei Marfan-Syndrom. Der Äquator der Kugellinse teilt den Pupillarbereich

Diskussion/Patientenmanagement

Der 38-jährige Patient hat eine positive Familienanamnese einer Marfan-Erkrankung. Ophthalmologisch bestehen eine hohe Myopie und eine passagere Diplopie. Der Visus ist nach Ausgleich der hohen Myopie nahezu uneingeschränkt, der Augeninnendruck mit zwei augendrucksenkenden Medikamenten dysreguliert, mit einer Schwankungsbreite von 18–28 mmHg. Die Gesichtsfelder beider Augen sind befundfrei, der Kammerwinkel weit, die Papillenmorphologie noch regelrecht. Es besteht eine beidseitige Subluxation der Linsen nach nasal oben, wobei der Linsenäquator den Pupillarbereich teilt, was die passageren Diplopien erklärt.

Bei diesem Patienten besteht ein großes Risiko einer Amotio retinae bei invasiver Chirurgie. Da eine Papillenschädigung und Gesichtsfeldausfälle noch nicht eingetreten sind, ist Zurückhaltung mit invasiver Chirurgie geboten. Man sollte zunächst die medikamentösen Behandlungsmöglichkeiten ausschöpfen, die Indikation für eine Lasertrabekuloplastik richtet sich nach dem Pigmentierungsgrad des Kammerwinkels. Sollte medikamentös ein Augendruckniveau bis 25 mmHg erreicht werden, ist die sorgfältige Verlaufskontrolle vorzuziehen. Eine wichtige Differentialdiagnostik ist der Ausschluss eines Pupillarblockglaukoms durch eine unterschiedliche Lagerung des Patienten. Sollte ein Pupillarblock mit gravierenden Augendruckspitzen nachweisbar sein, würde dies die Lentektomie indizieren.

Patient 29: 37 J/M

Anamnese/Befund	
AA:	leer
OA:	leer
V:	od/os-sc = 1,0
IOD:	od-sm: 18–21; os-sm: 17–22
GF:	od/os: St. 1
KW:	od/os: post. Irisinsertion, Embryotoxon posterior
Papillen:	(c/d-r) od/os = 0,8

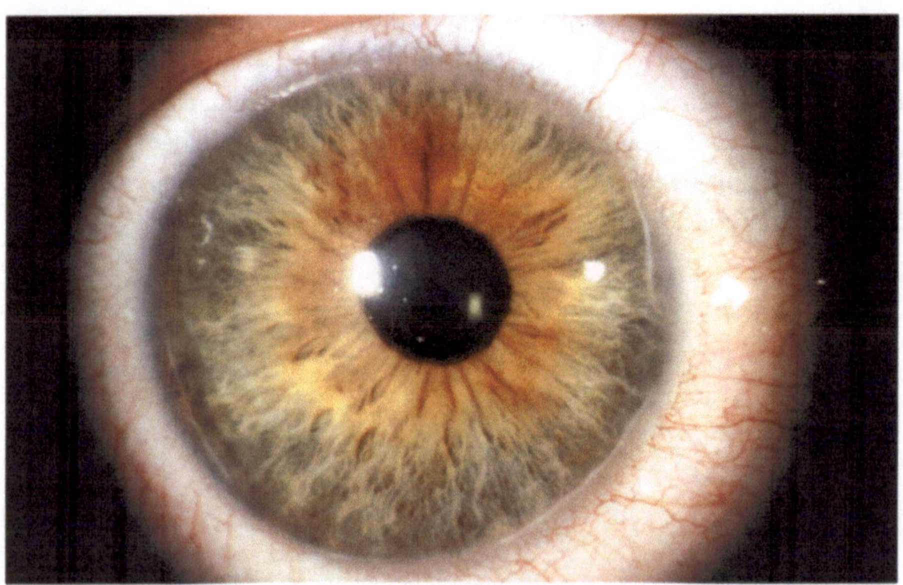

Abb. 29. Irisübersicht des rechten Auges mit Axenfeld-Syndrom. An der peripheren Hornhaut erkennt man eine feine, prominente weiße Linie (sog. Embryotoxon posterior)

Diskussion/Patientenmanagement

Der 37-jährige Patient hat eine leere Allgemeinanamnese und war bislang ophthalmologisch unauffällig. Die unkorrigierte Sehschärfe beträgt 1.0, das unbehandelte Augendruckniveau liegt im oberen Normbereich, es bestehen beginnende Gesichtsfeldausfälle bei einer pathologischen Papillenexkavation. Der Kammerwinkel zeigt eine Goniodysgenesie in Form einer Irisinsertion in die hinteren Anteile des Trabekelmaschenwerks hinein. Es liegt auch eine Korneo-Dysgenesie in Form eines fast zirkulären Embryotoxon der Hornhaut vor (nach vorne gelagerte Schwalbe'sche Linie). Differentialdiagnostisch ist hier zwischen einem dysgenetischen Glaukom mit stark schwankenden oder hohen, früher nicht erfassten Druckwerten gegenüber einem von der Dysgenesie unabhängigen Normaldruckglaukom zu unterscheiden. Zunächst sollten bei mehrfachen Tagesdruckkurven latente Augendruckspitzen ausgeschlossen werden. Des weiteren gilt es, die Differentialdiagnose eines Normaldruckglaukoms auszuschöpfen und gezielt nach Risikoparametern zu fahnden. Beim Nachweis erhöhter Augeninnendruckwerte sollten die ersten Therapieschritte medikamentös sein, da mit großer Wahrscheinlichkeit die vorliegende Papillenschädigung auf hohe Druckwerte in der Jugend oder Kindheit des Patienten zurückzuführen ist. Eine sorgfältige Verlaufskontrolle ist sicherzustellen.

Patient 30: 40 J/M

Anamnese/Befund	
AA:	intens., rezid. Hemicranie
OA:	belastungsabhängige Augenrötung od
V:	od/os = 1,0
IOD:	od-sm/cm: 24–36; os-sm: 17
GF:	od: St. 3; os: St. 0
KW:	od/os: Grad 1
Papillen:	(c/d-r) od = 0,9; os = 0,4

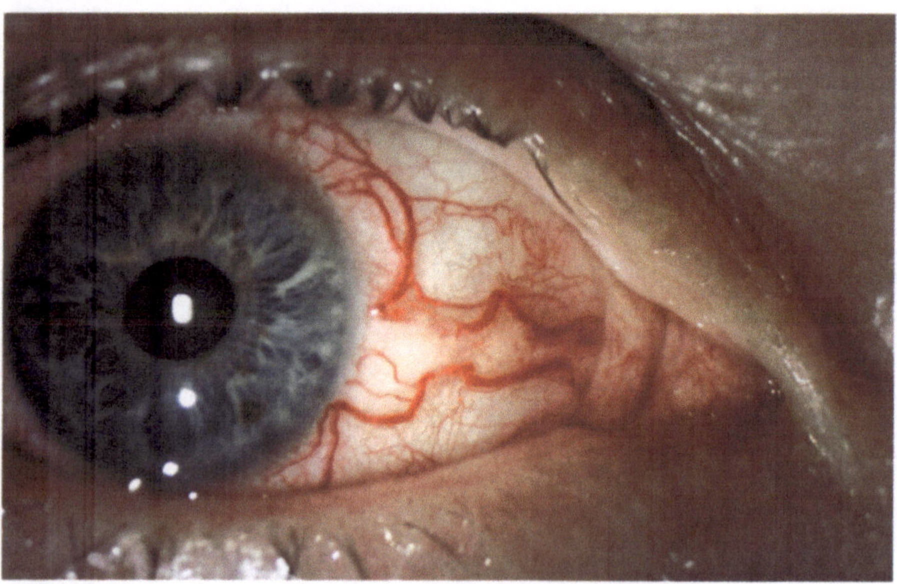

Abb. 30a. Epibulbäre konjunktivale Teleangiektasien am rechten Auge

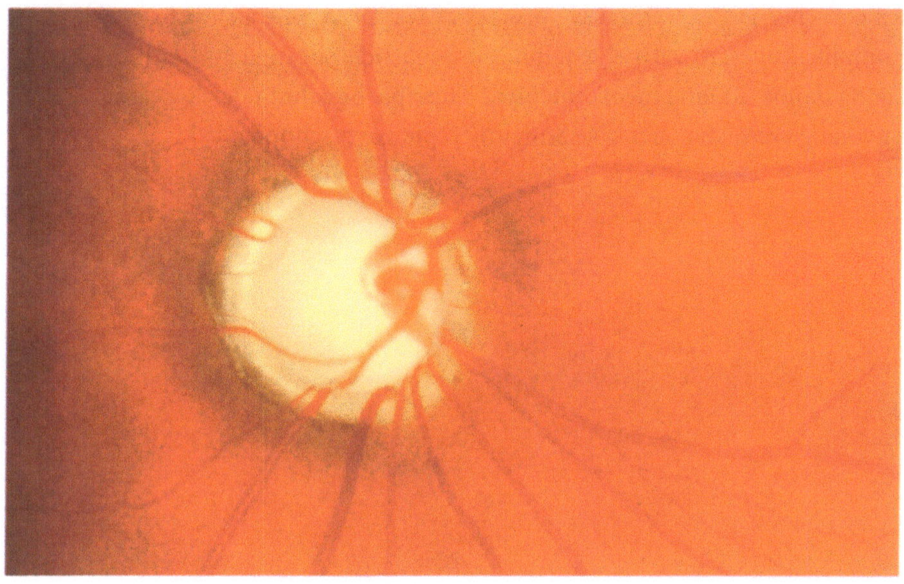

Abb. 30b. Glaukomatöse Papillenexkavation am rechten Auge

Diskussion/Patientenmanagement

Der 40-jährige Patient leidet an intensiven, rezidivierenden Halbseitenkopfschmerzen. Das RA zeigt eine belastungsabhängige Gefäßinjektion. Die Sehschärfe ist bds. uneingeschränkt, der Augeninnendruck am erkrankten RA mit Medikation 24–36 mmHg, das gesunde Partnerauge hat normalen Druck. Am RA bestehen weit fortgeschrittene Gesichtsfeldausfälle und eine präterminale Papillenexkavation bei weitem Kammerwinkel.

Es besteht hier ein fortgeschrittenes Sekundärglaukom bei idiopathischen, epibulbären Venektasien. Der Pathomechanismus des Sekundärglaukoms ist eine stark schwankende pathologische Drucksteigerung im episkleralen Venensystem, ein Befund, der häufig mit okkulten Hämangiomen in der Aderhaut kombiniert ist. Dadurch bestehen erhebliche Risiken für eine Filtrationschirurgie, da die Hämangiome der Aderhaut sich bei der operativen Drucksenkung füllen und eine aufgehobene Vorderkammer mit Ziliarblock auslösen können. Eine Zyklophotokoagulation ist risikoarm, da der Bulbus nicht eröffnet werden muss. Häufig wird der Zieldruck mit der CPK jedoch nicht erreicht. Die Filtrationschirurgie sollte das Skleraläppchen zunächst fest vernähen, um mit bestmöglicher Sicherheit eine intensive postoperative Hypotonie als Auslöser schwerer Komplikationen zu vermeiden. Eine ausreichende Zugänglichkeit dieses Sekundärglaukoms für eine medikamentöse Therapie besteht in der Regel nicht. Hier ist vorzugsweise die operative Stufentherapie auszuschöpfen.

4. Kapitel
Blockglaukome, Sekundärglaukome

Moderator:

M. KÜCHLE/ERLANGEN

Patient 31: 49 J/M

Anamnese/Befund	
AA:	leer
OA:	hohe Hyperopie, rel. Amblyopie
V:	od: +9,5= 0,8; os: +8,0 = 0,7
IOD:	od-sm: 18–24; os-sm: 17–28
GF:	od/os: St. 1 (unspezif.)
KW:	od/os: Grad 4
Papillen:	Pseudoneuritis („crowded disc“)

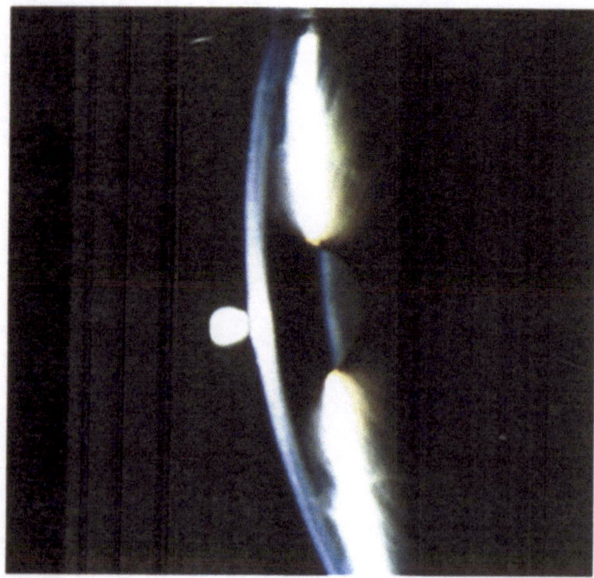

Abb. 31. Spaltlampenbefund zur Vorderkammertiefe des rechten Auges. Beachten Sie die geringe, zentrale Vorderkammertiefe und die aufgehobene periphere Vorderkammer

Diskussion/Patientenmanagement

Der 49-jährige Patient ist gesund. Die augenärztliche Anamnese enthält eine hohe Hyperopie und eine relative Amblyopie. Der Visus beträgt nach Ausgleich der Hyperopie 0.8 und 0.7, der Augeninnendruck ohne Medikation liegt mit einer relativ großen Schwankungsbreite von 18–24 mmHg und 17–28 mmHg. Die Gesichtsfelder beider Augen zeigt beginnende Ausfälle des Stadiums I in einer unspezifischen Anordnung. Der Kammerwinkel ist sehr eng, auch in der unteren Zirkumferenz sind Kammerwinkelstrukturen nicht einsehbar. Beide Papillen zeigen eine sogenannte Pseudoneuritis („crowded disc"). Die Vorderkammer ist extrem flach, sie erscheint peripher nahezu aufgehoben.

Ohne Zweifel ist hier eine Indikation für einen Iris-Shunt gegeben. Da die periphere Vorderkammer nahezu aufgehoben ist, wäre eine Laser-Iridotomie problematisch, da diese photodisruptive Operationstechnik zu einer kornealen Läsion führen könnte. Die Indikation für eine Iridektomie ist eindeutig, über eine chronische Komponente der Augendrucksteigerung muss nach der Iridektomie entschieden werden. Ein wesentlicher differentialdiagnostischer Aspekt ist die Relation der Bulbusachsenlänge (gemessen im Ultraschall-A-Bild) zur Linsendicke. Ist diese Relation geringer als 4,5, so ist ein Pupillarblockmechanismus anzunehmen. Bei der vorliegenden hohen Hyperopie von nahezu 10 Dpt ist ein sogenannter Nanophthalmus wahrscheinlich, ein pathologisch kurzgebautes Auge. Damit ist auch ein ciliolentikulärer Block möglich. Es können auch Mischformen von Pupillarblock und ciliolentikulärem Block auftreten. Eine Augendrucksteigerung nach Applikation eines kurzwirksamen Miotikums spricht für einen Ziliarblock, insbesondere, wenn nach Atropin und konsequenter Zykloplegie der Augeninnendruck wieder sinkt. Eine wichtige, differentialdiagnostische Untersuchung ist die Ultraschall-Biomikroskopie, da sie eine Beurteilung der Topographie der Strukturen der hinteren Augenkammer erlaubt. Meist ist eine ciliolentikuläre Blockade direkt erkennbar. Typisch für ein Ziliarblockglaukom ist auch eine anteriore Rotation des Ziliarkörpers. Erscheint der Ziliarblockmechanismus vordergründig, so ist eine primäre Lentektomie gerechtfertigt, da ein hinreichender Schutz vor einem akuten Blockglaukom durch die chirurgische Iridektomie alleine nicht gegeben ist.

Patient 32: 62 J/W

Anamnese/Befund	
AA:	häufig Kopfschmerzen
OA:	geringe Hyperopie, Regenbogen
V:	od/os-cc: 1,0p
IOD:	od/os-sm: 16–20
GF:	od/os: St. 0
KW:	od/os: Grad 3
Papillen:	od/os: (c/d-r) 0,2

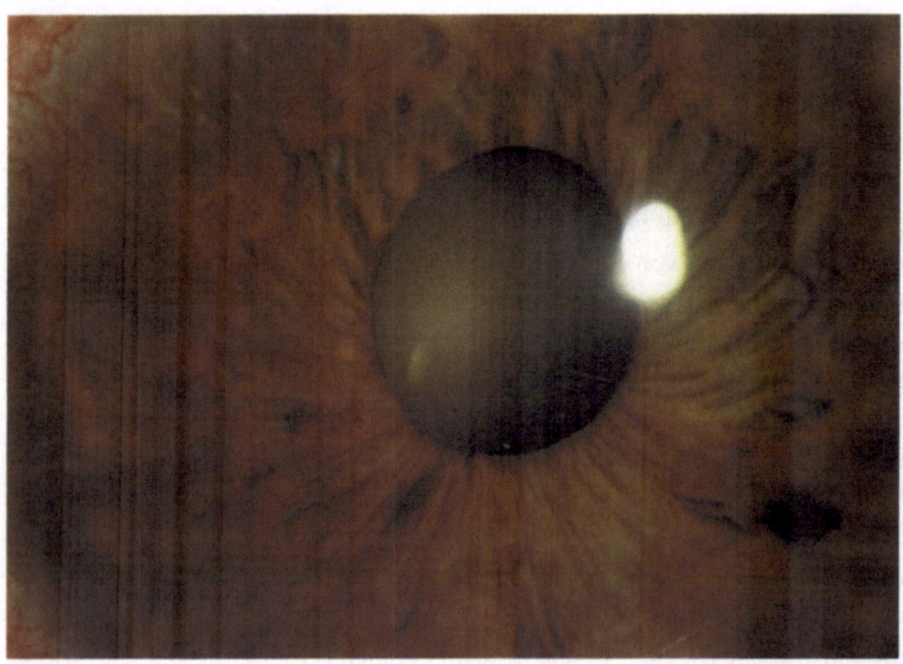

Abb. 32. Irisübersicht des rechten Auges. Beachten Sie die Drehung der Iriskrypten aus einer radialen Ausrichtung heraus

Diskussion/Patientenmanagement

Die 62-jährige Patientin klagt über häufige Kopfschmerzen. Sie hat eine geringe Hyperopie und berichtet über rezidivierendes Regenbogensehen. Die Sehschärfe ist nach Korrektur der Hyperopie uneingeschränkt, der Augeninnendruck liegt ohne drucksenkende Medikamente im oberen Normbereich. Das Gesichtsfeld ist ohne pathologischen Befund, der Kammerwinkel eng, die Papillenmorphologie weist keine neuronalen Läsionen auf. Die pupillarsaumnahe Irisstruktur zeigt jedoch eine Verwirbelung der Iriskrypten aus einer rein radialen Ausrichtung heraus, was für abgelaufene Winkelblockepisoden spricht, welche bei dieser Patientin als inkomplettes Winkelblockglaukom zu interpretieren sind. Die Veränderung der Irisstruktur ist ein Korrelat abgelaufener fokaler Irisischämie, wie diese bei sehr hohen Augendruckwerten auftreten kann. Wenngleich bei der Patientin die Papillenmorphologie regelrecht ist, das Gesichtsfeld keine Veränderungen aufweist, der Kammerwinkel jedoch eng, prinzipiell „anfallsgeeignet" ist, sollte man mit einer Iridektomie nicht zögern, da hier morphologische Hinweise auf passagere, gravierende Drucksteigerungen vorliegen. Da inkomplette Winkelblockierungen abgelaufen sind, kann die Indentationsgonioskopie mit dem Vierspiegel-Gonioskop von Zeiss evtl. Synechien nachweisen und einen weiteren Beleg für durchgemachte Winkelblockaden liefern. Sind Goniosynechien nachweisbar, ist eine chronische Komponente wahrscheinlich. Dann sollte der chirurgischen Iridektomie in Kombination mit einer chirurgischen Vertiefung der Vorderkammer der Vorzug gegenüber der Laser-Iridotomie gegeben werden.

Patient 33: 68 J/M

Anamnese/Befund	
AA:	KHK, Bypass-OP
OA:	rezid. Nebelsehen, Regenbogen
V:	od: +3,0 = 0,9; os: +3,5 = 0,9
IOD:	od/os-sm: 17–24
GF:	od: St. 1; os: St. 0
KW:	od/os: Grad 3
Papillen:	(c/d-r) od = 0,7; os = 0,3

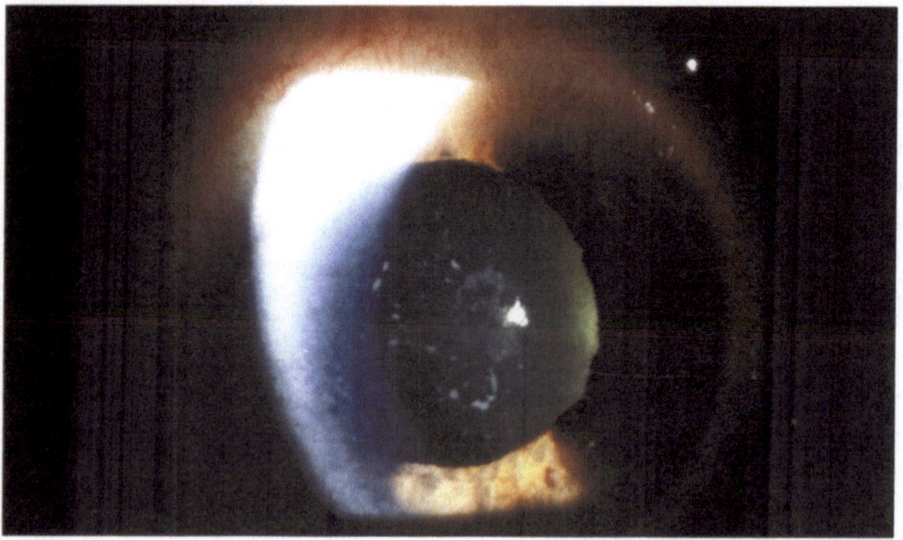

Abb. 33. Subepitheliale Linsennekrosen (sog. „Glaukomflecken") am rechten Auge

Diskussion/Patientenmanagement

Der 68-jährige Patient hat in seiner Allgemeinanamnese eine koronare Herzerkrankung. Er hat eine Bypass-Chirurgie der Herzkranzgefäße bekommen. Augenärztlich berichtet er über rezidivierendes Nebelsehen und die Wahrnehmung von Regenbogenfarben um Lichtquellen. Nach Ausgleich einer mittelhohen Hyperopie ist die Sehschärfe geringfügig reduziert, der unbehandelte Augeninnendruck liegt im oberen Normbereich und gering darüber. Das Gesichtsfeld des rechten Auges zeigt Ausfälle des Stadiums I, am linken Auge ist es regelrecht. Der Kammerwinkel beider Augen ist eng, die Papille des rechten Auges ist pathologisch exkaviert und korreliert mit den perimetrischen Befunden. Links ist die Papille regelrecht. Bei der Spaltlampenbiomikroskopie zeigen sich subepitheliale Linsennekrosen des rechten Auges (sogenannte „Glaukomflecken"). Auch bei diesem Patienten besteht ein morphologischer Hinweis auf durchgemachte Winkelblockepisoden. Sowohl subjektiv (Nebelsehen und Regenbogen) wie auch objektiv („Glaukomflecken") sind Winkelblockereignisse nachweisbar. Da das Augeninnendruckniveau ohne Medikamente nicht dramatisch erhöht ist, sollte hier zunächst eine periphere Iridektomie ausgeführt werden. Es ist jedoch auch hier mit einer chronischen Komponente der Drucksteigerung zu rechnen, welche postoperativ evtl. eine begleitende Medikation notwendig macht. Eine primäre Filtrationsoperation mit Iridektomie wäre bei dem vorliegenden Augendruckniveau nicht ratsam, da gute Aussichten bestehen, die Problematik mit der Iridektomie alleine zu beherrschen. Außerdem würde der Filtrationseingriff stärker als die Iridektomie kataraktogen wirken, insbesondere wenn bereits subepitheliale Linsennekrosen vorliegen; zudem besteht bei Hyperopie und eng gebautem vorderen Augensegment nach filtrierenden Eingriffen ein erhöhtes Risiko für die Entwicklung eines postoperativen ciliolentikulären „malignen" Winkelblockglaukoms.

Patient 34: 66 J/W

Anamnese/Befund	
AA:	Hypertonie, Hemicranie
OA:	häufig, diff. Bulbusschmerz od
V:	od/os-sc = 1,0p
IOD:	od-sm: 22–27; os-sm: 16–19
GF:	od: St. 2; os: St. 0
KW:	od/os: Grad 3
Papillen:	(c/d-r) od = 0,9; os = 0,5

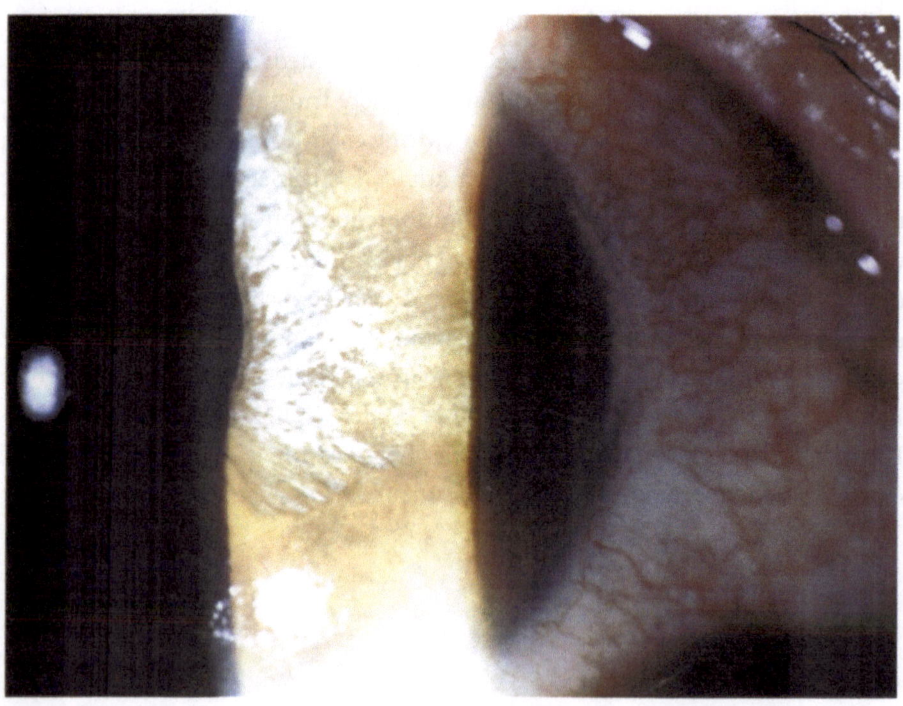

Abb. 34. Irisübersicht des rechten Auges. Beachten Sie die lokalisierte Atrophie des Irisstromas

Diskussion/Patientenmanagement

Die 66-jährige Patientin leidet an Hypertonie und berichtet über häufige Halbseiten-Kopfschmerzen. Außerdem klagt sie über zeitgleich auftretenden, diffusen Bulbusschmerz am rechten Auge. Die Sehschärfe ist uneingeschränkt, der unbehandelte Augeninnendruck liegt am rechten Auge zwischen 22 und 27 mmHg, am linken Auge im Normbereich. Das rechte Auge zeigt fortgeschrittene Gesichtsfeldausfälle, das Gesichtsfeld des linken Auges ist befundfrei. Der Kammerwinkel ist beidseits eng. Die Papille des erkrankten rechten Auges ist pathologisch exkaviert, links unauffällig. Der Spaltlampenbefund der Irisstruktur des rechten Auges der Patientin zeigt eine sektorielle, stromale Irisatrophie als Zeichen durchgemachter, ischämischer Irisnekrosen in Verbindung mit akuten Augendrucksteigerungen.

Anamnese, biomikroskopischer Befund und subjektive Symptomatik sprechen für ein chronisches Winkelblockglaukom. Die Behandlungskonsequenz wäre im vorliegenden Falle eine chirurgische Iridektomie sowie eine postoperative medikamentöse Augendrucksenkung. Eine primäre Filtrationsoperation hätte bei der Grunderkrankung eines chronischen Winkelblockglaukoms ein großes Risiko eines postoperativen malignen Glaukoms. Sollten bereits beginnende Linsentrübungen bestehen, wäre auch eine primäre Linsenchirurgie in Verbindung mit der Iridektomie denkbar. Wegen der fortgeschrittenen Papillenschädigung ist der Zieldruck im unteren Normbereich zu projizieren. Der Entscheidung über das Operationskonzept sollte eine Indentationsgonioskopie vorausgehen. Ist der Kammerwinkel zu mehr als der Hälfte der Zirkumferenz synechiert, könnte dies eine Indikation für eine Trabekulektomie darstellen. Da der Zieldruck postoperativ im unteren Normbereich liegen sollte, wäre auch eine Wundmodulation durch intraoperative Applikation von Mitomycin C überlegenswert.

Patient 35: 36 J/M

Anamnese/Befund	
AA:	Marfan-S. (Posit. FA)
OA:	hohe Myopie
V:	od: –9,0 = 0,4; os: –8,5 = 0,9
IOD:	od-sm: 48; os-sm: 18–21
GF:	od/os: St. 1 (unspezif.)
KW:	od: St. 0; os: St. 2
Papillen:	(c/d-r) od/os = 0,4

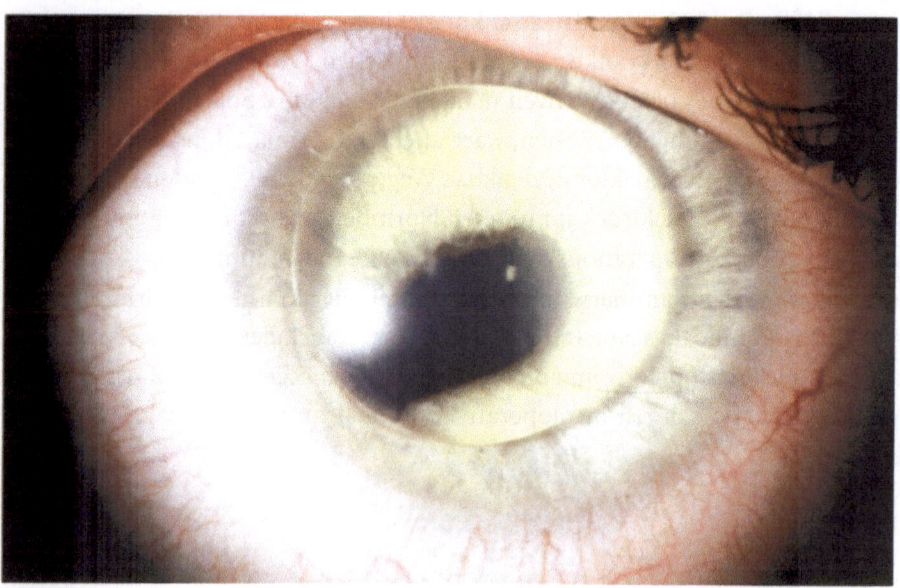

Abb. 35. In die Vorderkammer luxierte Kugellinse mit Marfan-Syndrom (akuter Pupillarblock)

Diskussion/Patientenmanagement

Der 36-jährige Patient leidet an einem Marfan-Syndrom mit einer positiven Familienanamnese dieser Erkrankung. Er hat durch die Kugellinse eine hohe Myopie. Der Visus am rechten Auge ist auf 0.4 reduziert, links nahezu uneingeschränkt. Der Augeninnendruck am rechten Auge liegt bei 48 mmHg, links im Normbereich. Das Gesichtsfeld zeigt unspezifische Veränderungen des Stadiums I, der Kammerwinkel ist weit, die Papillenmorphologie ist noch regelrecht. Die Spaltlampenbiomikroskopie zeigt am rechten Auge mit dem hohen Augendruck eine in die Vorderkammer luxierte Kugellinse, welche nur noch über 1–2 Uhrzeiten eine Zonulafixation hat. Hier kommt es zu einer Iriseinklemmung.

Es besteht hier ein akuter Pupillarblock durch die in die Vorderkammer luxierte Linse. Ohne Zweifel ist eine primäre Lentektomie angezeigt. Konservative Repositionsversuche mit Rückenlagerung und Atropinisierung können den Pupillarblock ebenfalls lösen, ein Rezidiv ist jedoch wahrscheinlich. Die Lentektomie ist häufig mit einer vorderen Vitrektomie zu kombinieren. Glaskörperschonend wäre eine bimanuelle Aspiration im Kapselsack mit anschließender Entfernung des leeren Kapselsackes. Die Einnähung einer Hinterkammerlinse ist bei Marfan-Syndrom mit einem erhöhten Risikoprofil behaftet, da diese Augen häufig Veränderungen der vitreoretinalen Grenzzonen haben und ein großes Amotiorisiko bergen.

Patient 36: 77 J/M

Anamnese/Befund	
AA:	Status n. Apoplex, Hypertonie
OA:	myop. Astigm., AMD
V:	od-cc = 0,6; os-cc = 0,7p
IOD:	od-sm: 26–37; os-sm: 22–33
GF:	od/os: St. 2
KW:	od/os: Grad 1, PEX, PDS
Papillen:	(c/d-r) = 0,8

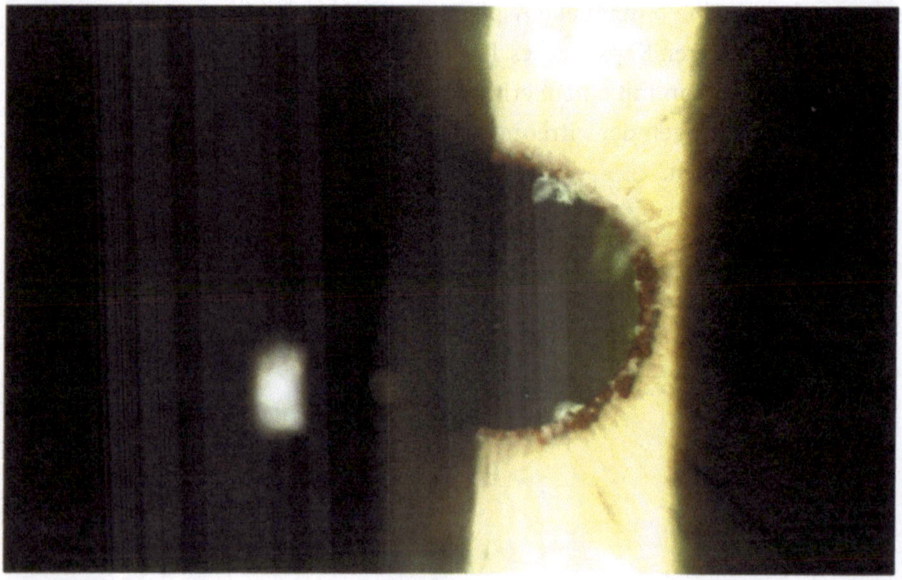

Abb. 36a. Ablagerung von Exfoliationsmaterial am Pupillarsaum des rechten Auges

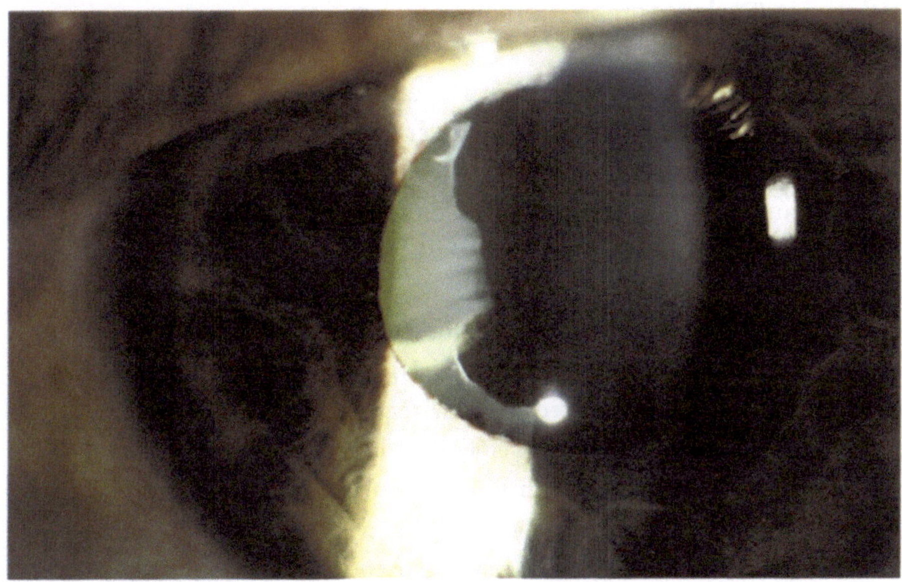

Abb. 36b. Ablagerung von PEX-Material auf der Linsenvorderfläche des linken Auges

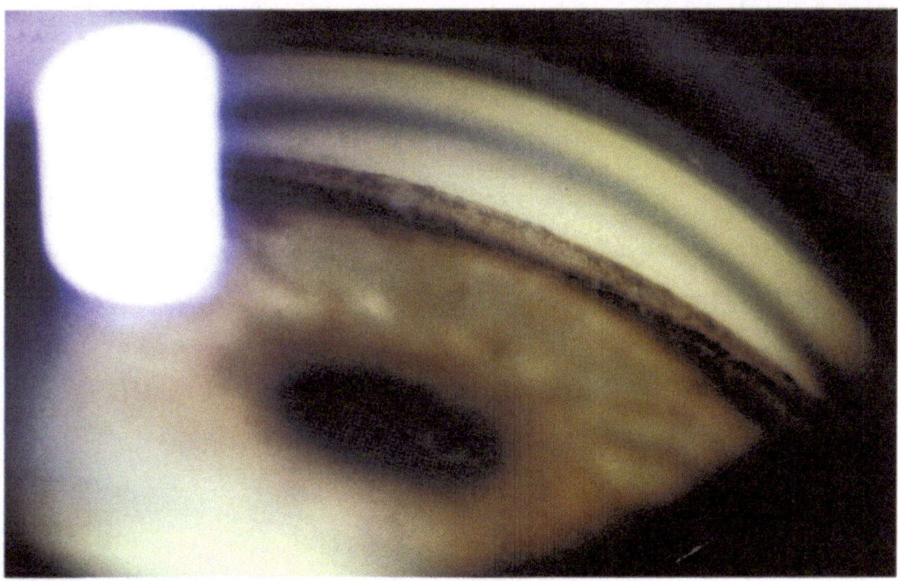

Abb. 36c. Sekundäre Pigmentdispersion im Kammerwinkel und Ablagerung von flockigem PEX-Material auf dem Trabekelmaschenwerk des rechten Auges

Diskussion/Patientenmanagement

Der 77-jährige Patient leidet an einer Hypertonie und hat in Verbindung mit dem Kreislaufleiden bereits einen Apoplex erlitten. Ophthalmologisch bestehen ein myoper Astigmatismus und eine beginnende Maculopathie, welche den Visus korrigiert auf 0.6 und 0.7 reduziert. Der unbehandelte Augeninnendruck zeigt eine abnorme Schwankungsbreite und weist Druckspitzen bis 37 mmHg rechts, links 33 mmHg auf. Der Kammerwinkel ist weit, sekundär intensiv mit Pigment beladen und man erkennt flockiges Pseudoexfoliationsmaterial. Das Gesichtsfeld zeigt fortgeschrittene Ausfälle des Stadiums II, die Papillenläsion entspricht den Gesichtsfeldbefunden. Biomikroskopisch zeigt sich in der vorderen Augenkammer eine intensive Ausprägung eines Pseudoexfoliationssyndroms.

In Anbetracht des Alters und der kardiovaskulären Grunderkrankung ist hier eine aggressive Augendrucksenkung mit einem Zieldruck unter 15 mmHg anzustreben. Da mit Wahrscheinlichkeit bereits Linsentrübungen bestehen, wäre eine kombinierte Operation über getrennte Zugänge unter Anwendung von Wundmodulation ein zwar recht aggressives, aber durchaus adäquates Behandlungskonzept. Ein Therapieversuch mit maximaler medikamentöser Therapie und Lasertrabekuloplastik, gut wirksam bei der vorliegenden Trabekelpigmentierung, wäre möglich, langfristig jedoch kaum aussichtsreich. Ein Stufenkonzept könnte die maximale medikamentöse Therapie kombiniert mit Lasertrabekuloplastik, Trabekulektomie oder Trabekulektomie mit Mitomycin sein. Die Trabekelaspiration, welche in den Frühstadien des Pseudoexfoliationsglaukoms zeitlich begrenzt gut wirksam ist, wäre bei dem vorliegenden fortgeschrittenen Glaukomstadium kein geeigneter Primäreingriff. Wichtig ist auch zu bedenken, dass bei einem Patienten mit Z.n. Apoplex eine Compliance für ein maximales, medikamentöses Therapieschema wenig wahrscheinlich ist.

Patient 37: 38 J/M

Anamnese/Befund	
AA:	leer
OA:	mittl. Myopie
V:	d: –4,0 = 1,0; os: –3,5 = 1,0
IOD:	od/os-cm (2 x meds): 20–24
GF:	od/os: St. 1
KW:	od/os: Grad 0; intens. PDS
Papillen:	(c/d-r): 0,8

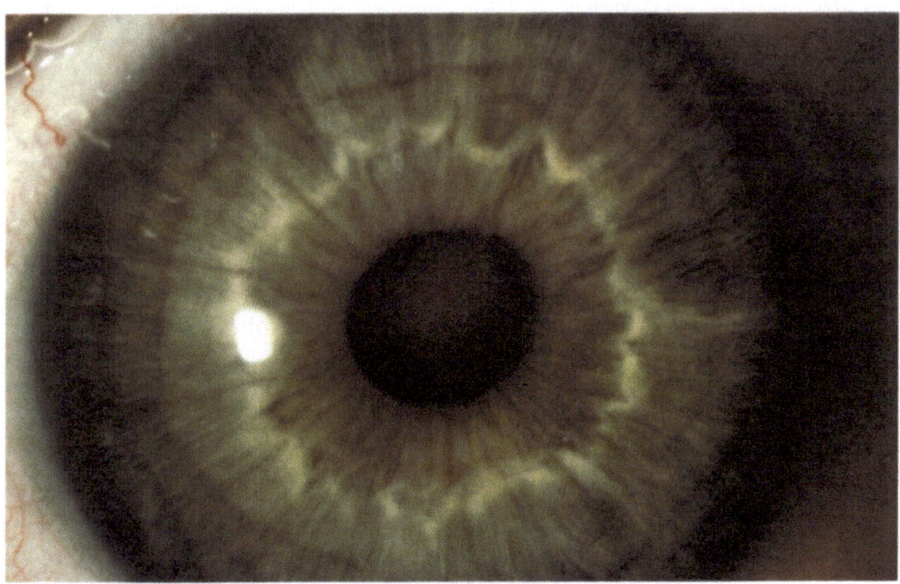

Abb. 37 a. Wellenförmige Pigmentablagerung auf der Irisoberfläche des rechten Auges

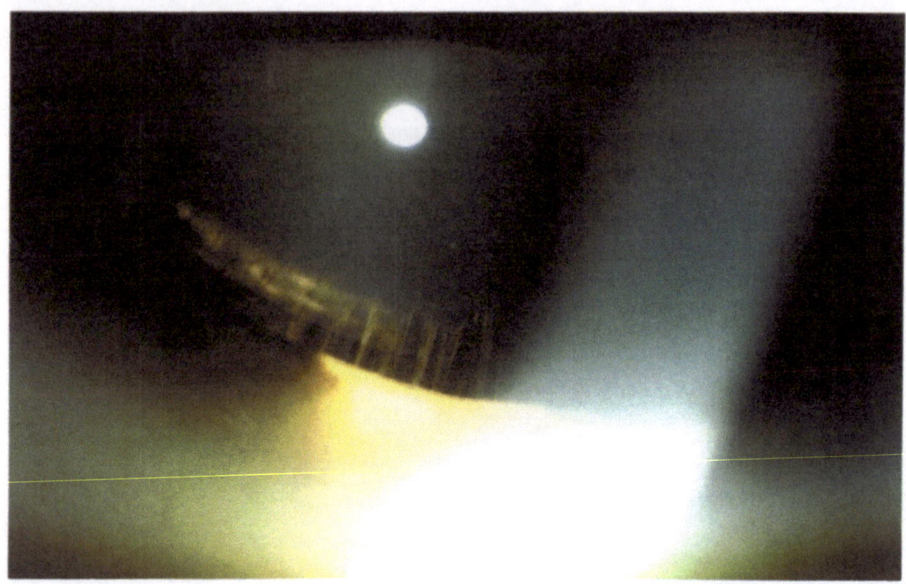

Abb. 37b. Ablagerung von Pigment in der hinteren Augenkammer und auf den Zonula-Fasern des linken Auges

Diskussion/Patientenmanagement

Der 38-jährige Patient ist gesund. Er hat eine mittlere Myopie mit einer uneingeschränkten Sehschärfe nach Korrektur. Der Augeninnendruck ist unter 2-facher Medikation gering über den Normbereich erhöht, die Gesichtsfelder zeigen Ausfälle des Stadiums I, die Papillenbefunde entsprechen den Gesichtsfeldausfällen. Der Kammerwinkel ist weit und massiv pigmentbeladen. Die Spaltlampen-Biomikroskopie zeigt eine pathognomonische, wellenförmige Ablagerung von Pigment auf dem Irisstroma sowie eine spindelförmige Ablagerung von Pigment am Hornhautendothel (Krukenberg-Spindel). Auffällig ist auch die Pigmentablagerung auf den Zonulafasern in der Hinterkammer.

Das Operationskonzept richtet sich nach dem Vorliegen der Kammerwinkelkonfiguration. Sollte die für das Pigmentglaukom typische nach vorn konkave Ausformung der Kammerwinkelbucht bestehen, mit einem Durchhängen der peripheren Iris, was den mechanischen Kontakt zwischen Zonulafasern und Irisrückfläche wahrscheinlich macht, wäre zunächst ein Iris-Shunt (Laseriridotomie oder chirurgische Iridektomie) indiziert. Das Durchhängen der peripheren Iris kann mittels Ultraschall-Biomikroskopie gut dargestellt werden. Liegt dieser Nachweis vor, muss man von einem inversen Pupillarblockmechanismus ausgehen. Nach Iridektomie und begleitender Medikation der bereits vorliegenden chronischen Komponente kann dies den gewünschten Zieldruck ergeben. Sollte bereits eine intensive Durchleuchtbarkeit der peripheren Iris bestehen, so kann man spekulieren, dass kein weiterer großer Pigmentabrieb mehr stattfinden wird und sich eine gewisse Erholbarkeit einstellen kann. Da die Papillen bereits 0.8 exkaviert sind, sollte möglichst rasch eine bleibende, definitive Augendrucksenkung erreicht werden, also nicht zuviel Zeit passageren Therapiekonzepten gewidmet werden.

Patient 38: 57 J/W

Anamnese/Befund	
AA:	leer
OA:	vitreoret. Silikonölchirurgie os
V:	od: −5,0 = 1,0; os: −7,0 = 0,2
IOD:	od-sm: 14–17; os-sm: 24–38
GF:	od: St. 0; os: St. 3
KW:	od/os: Grad 1; os: Synechien
Papillen:	(c/d-r): od = 0,3; os = 0,9

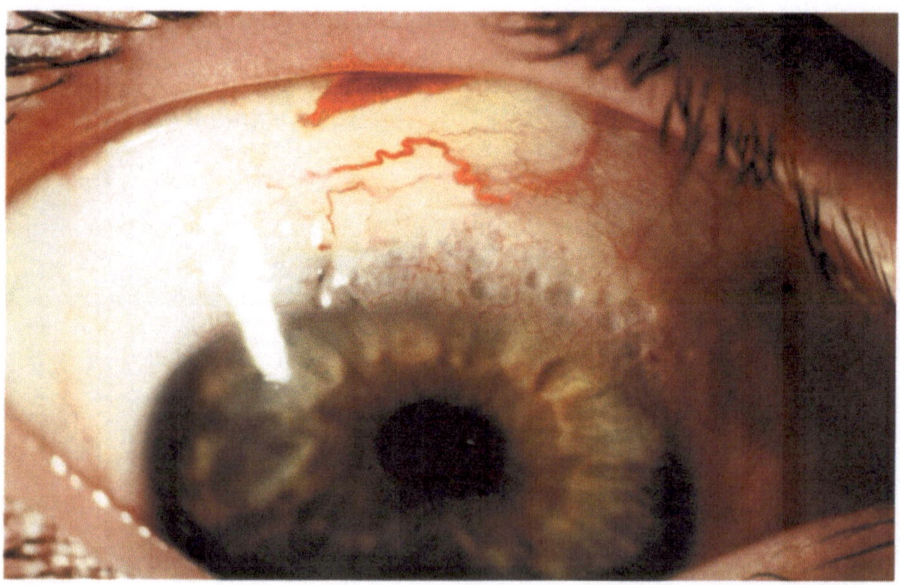

Abb. 38. Silikon-Tröpfchen subkonjunktival, perilimbal in der oberen Circumferenz am linken Auge nach vitreoretinaler Silikonöl-Chirurgie

Diskussion/Patientenmanagement

Die 57-jährige Patientin ist gesund. Ophthalmologisch hatte sie eine proliferative Vitreoretinopathie mit einem vitreoretinalen Eingriff mit Silikonöltamponade am linken Auge. Nach Ausgleich einer mittelhohen Myopie ist die Sehschärfe des Partnerauges uneingeschränkt, am linken Auge 0.2. Der Augeninnendruck ist rechts im Normbereich, am linken Auge mit einer großen Schwankungsbreite unbehandelt zwischen 24 mmHg und 38 mmHg. Am erkrankten linken Auge bestehen fortgeschrittene Gesichtsfeldausfälle, der Kammerwinkel ist überwiegend synechiert, die Papille präterminal geschädigt. Bei der Spaltlampen-Biomikroskopie erkennt man subkonjunktival in der oberen Zirkumferenz verbliebene Silikonöltröpfchen.

Es handelt sich hier um ein komplexes Sekundärglaukom nach Silikonölchirurgie, welches gekennzeichnet ist durch eine Obstruktion der Abflusswege durch Makrophagen, welche das Silikonöl phagozytieren, in Kombination mit einem partiellen Winkelblockglaukom. Ein primärer Behandlungsschritt kann die Spülung der Glaskörperkavität und der Vorderkammer bei noch verbliebenem Silikonöl-Emulgat sein. Ein risikoarmer primärer Operationsschritt wäre eine Zyklophotokoagulation oder eine Endozyklophotokoagulation. Eine weitere operative Möglichkeit wäre eine periphere Retinektomie mit einer Drainage des Kammerwassers in die Aderhaut hinein. Ein subkonjunktivales Drainage-Implantat nach Molteno oder Baerveldt hat bei diesen Glaukomformen ein großes Risiko einer hartnäckigen choroidalen Effusion. Insbesondere nach einer Vitrektomie haben Filtrationseingriffe, welche durch ein Implantat oder durch Mitomycin verstärkt werden, ein hohes Risiko der choroidalen Effusionsstörung.

Patient 39: 74 J/W

ANAMNESE/BEFUND	
AA:	Diabetes seit 20 J
OA:	St. nach ZVT od, Sek.glaukom
V:	od-cc = 0,1; os-cc = 0,7
IOD:	od-cm (4xmeds) 32–38; os-sm: 17
GF:	od: St. 3 (unspez.); os: St. 1
KW:	od: Gr. 2, NV, Synech.; os: o.B.
Papillen:	(c/d-r): od = 0,9; os = 0,4

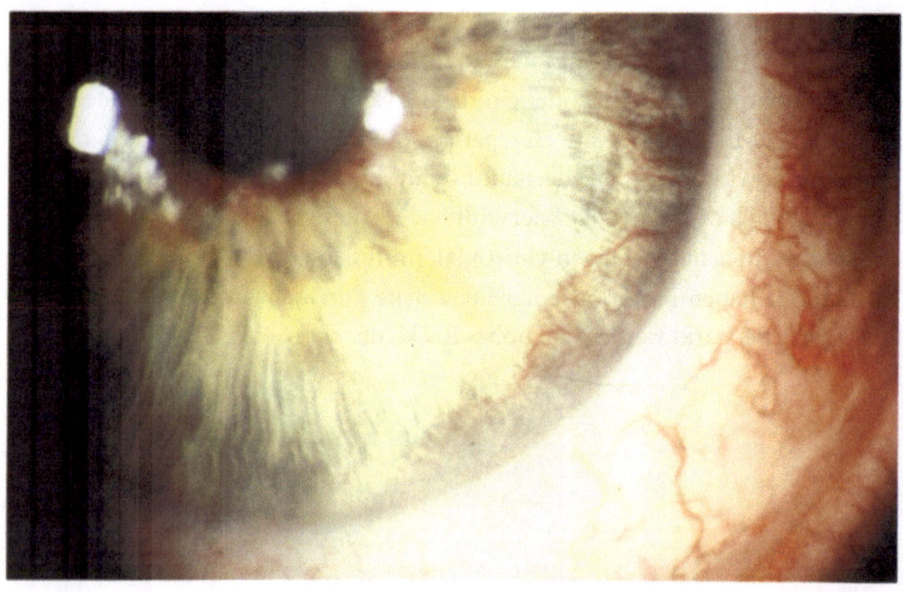

Abb. 39. Neovaskularisation der Iris am rechten Auge

Diskussion/Patientenmanagement

Die 74-jährige Patientin hat eine zwanzigjährige Anamnese eines insulinpflichtigen Diabetes mellitus. Sie erlitt am rechten Auge eine Zentralvenenthrombose mit nachfolgendem rubeotischem Sekundärglaukom. Der Visus ist auf 0.1 reduziert, der Augeninnendruck mit einer maximalen Vierfach-Therapie zwischen 32 mmHg und 38 mmHg. Das Gesichtsfeld zeigt weit fortgeschrittene Ausfälle, der Kammerwinkel ist überwiegend synechiert mit einer feinen Neovaskularisation über die noch einsehbaren Kammerwinkelstrukturen. Die Papille ist präterminal exkaviert. Der Spaltlampenbefund zeigt eine Neovaskularisation der Iris peripher und am Pupillarsaum.

Die Primärversorgung sollte eine möglichst umfassende Therapie der retinalen Ischämie vorsehen (intensive panretinale Laserkoagulation). Diese prognostisch sehr ungünstige Sekundärglaukomform bedarf häufig der zyklodestruktiven Chirurgie. Hier besteht ein Indikationsbereich für eine Zyklokryotherapie sowohl des Ziliarkörpers wie auch der peripheren Netzhaut. Alternativ wäre an eine Endozyklophotokoagulation in Verbindung mit einer Retinektomie zu denken. Die Operationskonzepte sind aggressiv zu gestalten, da das Risiko einer schmerzhaften rubeotischen Erblindung groß ist.

Patient 40: 36 J/M

Anamnese/Befund	
AA:	leer
OA:	Kontusionstrauma os vor 2 Wo
V:	od/os-sc = 1,0
IOD:	od-sm: 16; os-sm: 36
GF:	od/os: St. 0
KW:	od/os: Gr. 2; os: „angle recess."
Papillen:	(c/d-r): od/os = 0,4; os: inkompletter „rim notch"

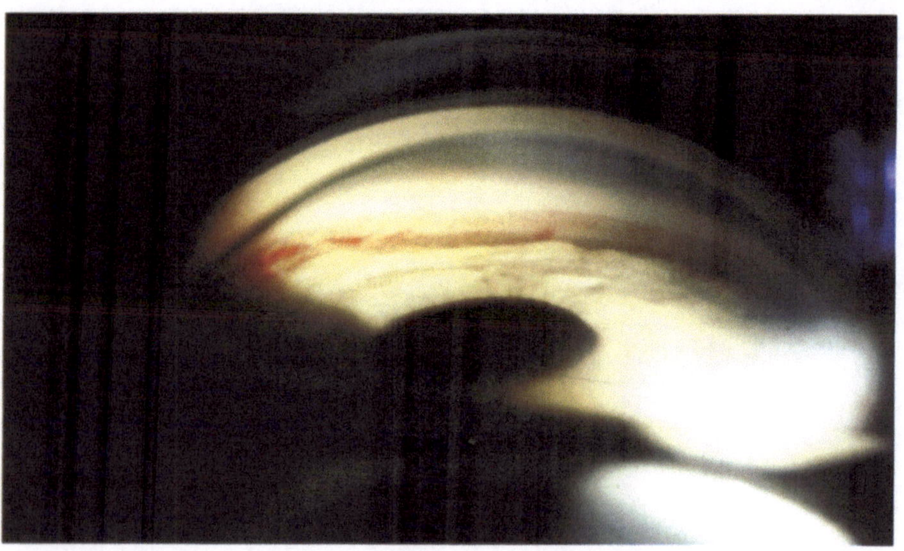

Abb. 40. Gonioskopisches Bild des linken Auges. Beachten Sie die Blutauflagerungen und die posttraumatische Kammerwinkelvertiefung

Diskussion/Patientenmanagement

Der 36-jährige Patient ist gesund, er erlitt ein Contusionstrauma des linken Auges vor zwei Wochen. Die Sehschärfe ist beiderseits uneingeschränkt, der Augeninnendruck ohne Therapie am verletzten Auge 36 mmHg. Das Gesichtsfeld ist noch befundfrei, der Kammerwinkel des erkrankten Auges zeigt einen tiefen Einriss über einen Quadranten. Die Papille des verletzten Auges zeigt bereits einen Nervenfaserbündelausfall („Rim notch").

Das Auftreten eines Sekundärglaukoms mit Kammerwinkeleinriss bereits nach 2 Wochen nach der Verletzung ist ungewöhnlich. Eine zeitliche Überbrükkung mit einer peroralen Diamoxtherapie ist gerechtfertigt, da der Augeninnendruck sich noch ändern kann und der Kammerwinkel noch Blutauflagerungen zeigt. Nach Resorption der Kammerwinkelblutung kann das Augeninnendruckniveau sich unterschiedlich gestalten. Es ist also im vorliegenden Falle richtig, mit konservativen passageren Drucksenkungen Zeit zu gewinnen. Bei bleibendem hohem Augendruckniveau kann eine kontrollierte Zyklophotokoagulation oder auch eine Trabekulektomie vorgesehen werden, bei dem Alter des Patienten ist eine begleitende Wundmodulation (z. B. Mitomycin C oder 5-Fluorourazil) ratsam.

5. Kapitel
Operative Probleme

Moderator:

F. GREHN/WÜRZBURG

Patient 41: 63 J/M

Anamnese/Befund	
AA:	leer
OA:	Glaukom, TE od vor 8 Wo
V:	od-cc: 0,7; os-cc: 1,0
IOD:	od-sm: 27–32; os-cm: 19–24
GF:	od: St. 3; os: St. 1
KW:	od/os: Grad 1
Papillen:	(c/d-r): od: 0,9; os: 0,7

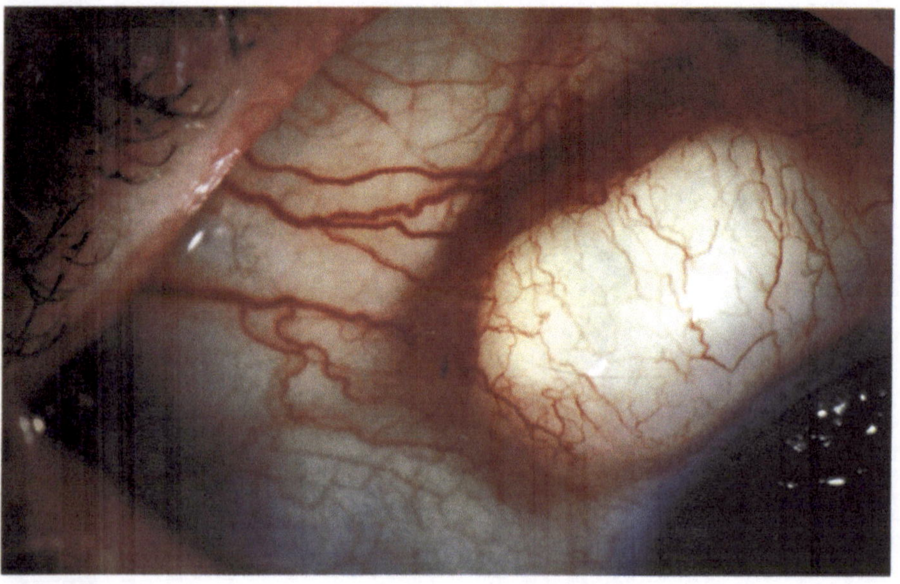

Abb. 41. Tenonzyste am rechten Auge, 8 Wochen nach Trabekulektomie

Diskussion/Patientenmanagement

Der 63-jährige Patient hat eine unauffällige Allgemeinanamnese. Am RA wurde vor 8 Wochen eine Trabekulektomie ausgeführt. Der Visus ist auf 0.7 reduziert, der Augeninnendruck ohne Medikation auf 27–32 mmHg angestiegen. Das Partnerauge hat uneingeschränkte Sehschärfe und nur geringfügig erhöhte Augendruckwerte. Das Gesichtsfeld des operierten RA zeigt fortgeschrittene Ausfälle, der Kammerwinkel ist weit, die Papille hat einen fortgeschrittenen Glaukomschaden. Der Spaltlampenbefund weist über der Filtrationsstelle des operierten RA eine hochprominente, breite Tenonzyste auf, mit einer trophischen Hornhautdelle unmittelbar vor der Tenonzyste.

Hier stellt sich eine klare Indikation für ein Needling der Tenonzyste, eventuell in Kombination mit einer nachfolgenden Serie von 5-Fluorouracil Injektionen zur Prävention einer erneuten Vernarbung. Die Tenonzyste kann in der 8. postoperativen Woche noch gut durch Needling geöffnet werden. Bei dem Eingriff wird die Tenonzyste durch ein subkonjunktivales Flüssigkeitsdepot mit BSS von der mobilen Bindehaut separiert und an der vernarbten Basis mit der Nadelspitze subconjunktival perforiert oder mit der seitlich scharfen Kante der Kanüle aufgeschnitten. Falls Injektionen mit 5-FU gewählt werden, empfiehlt sich eine Serie von 5–7 Injektionen in eintägigem Abstand in einer Dosis von 5 mg in 0.5 ml pro Injektion. Eine Hornhauterosio kann eine zeitlich befristete Begleitkomplikation dieses Verfahrens sein. Intensive Salbenverbände können einer Keratitis vorbeugen, die ursächlich in Verbindung mit der Injektion von 5-FU steht. Es sollte strikt darauf geachtet werden, dass das Auge unter dem Verband geschlossen ist, damit ein Scheuern des Verbandes auf der gefährdeten Hornhaut nicht auftritt. Langer Stichkanal und Abdrücken der Einstichstelle sowie Ausspülen der Bindehaut sind Maßnahmen, die die Hornhautkomplikationen verringern. Bei dem postoperativen Einsatz von Steroiden ist im Falle einer Injektionstherapie mit 5-FU Vorsicht geboten, da das Risiko der Epithelkomplikation unter der Therapie mit dem Antimetaboliten größer ist.

Patient 42: 73 J/W

Anamnese/Befund	
AA:	Rosacea
OA:	Glaukom, TE os vor 1 J mit MMC, rezid. HH-Dellen, Schmerzen
V:	od-cc: 0,9; os-cc: 0,6
IOD:	od-cm: 16–20; os-cm: 18–22
GF:	od: St. 1; os: St. 4
KW:	od/os: Gr. 1
Papillen:	(c/d-r): od: 0,7; os: 0,9

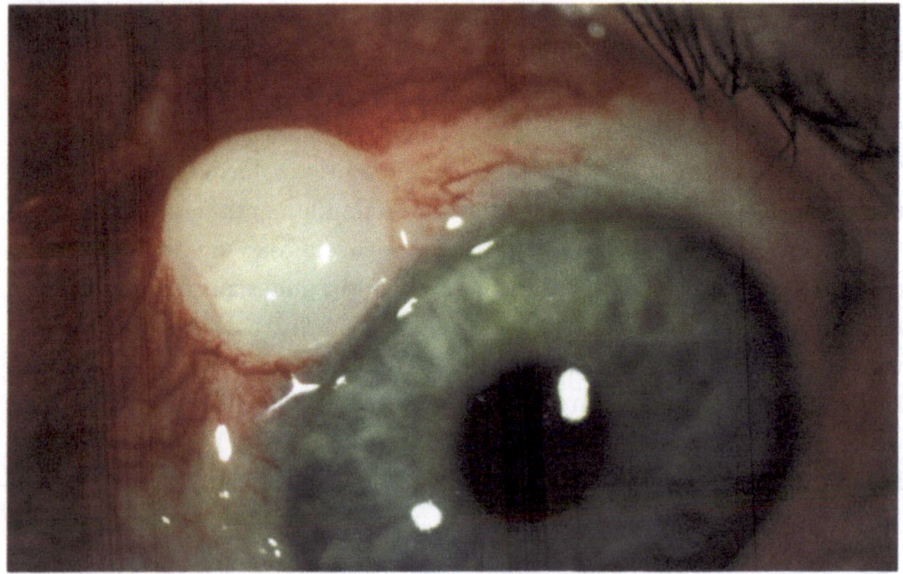

Abb. 42. Zystisches, avaskuläres, ischaemisches Filterkissen am linken Auge ein Jahr nach Trabekulektomie mit Mitomycin C am linken Auge

Diskussion/Patientenmanagement

Die 73-jährige Patientin leidet an einer Rosacea-Blepharokonjunktivitis. Vor einem Jahr wurde am LA eine Filtrationsoperation mit Mitomycin C ausgeführt. Es folgten hartnäckige Oberflächenbeschwerden an diesem Auge und rezidivierende Hornhaut-Dellen vor der Filtrationsstelle. Der Visus ist reduziert, der Augeninnendruck geringfügig erhöht, das Gesichtsfeld zeigt ein Spätstadium, ebenso die Exkavation der Papille. Biomikroskopisch besteht ein zystisches, avaskuläres, ischämisches Filterkissen, eine typische Komplikation nach einer Filtrationschirurgie mit Mitomycin C.

Um eine nachhaltige Linderung der Beschwerden zu erreichen, muss das fragile ischämische, avaskuläre, passager diffus undichte Filterkissen exzidiert werden. Zur Reparation empfiehlt sich eine Verschiebeplastik der Bindehaut oder ein freies Bindehaut-Transplantat. Die in der Literatur häufig beschriebene Kryoapplikation über dem Filterkissen oder das Anlegen von Spannungsnähten hat sich weniger bewährt. Das Übernähen mit einer Amnionmembran ist als noch experimentell einzustufen. Hierzu müssen umfangreiche klinische Erfahrungen noch abgewartet werden. Unstrittig ist hier die Notwendigkeit einer operativen Intervention, da bei der vorliegenden Situation das hohe Risiko einer Leckage nach außen, einer Filterkisseninfektion und einer späteren Endophthalmitis besteht. Die durch Mitomycin C stark geschädigte Bindehaut muss resiziert werden und durch gesunde Bindehaut ersetzt werden.

Patient 43: 58 J/M

Anamnese/Befund	
AA:	Hyperlipidämie
OA:	Glaukom, TE od vor 3 M, rezidiv. Bulbusmassage postop.
V:	od-sc: 0,8; os-sc: 1,0
IOD:	od-sm: 20–28; os-cm: 16–19
GF:	od: St. 2; os: St. 0
KW:	od/os: Gr. 1
Papillen:	(c/d-r): od: 0,8; os: 0,5

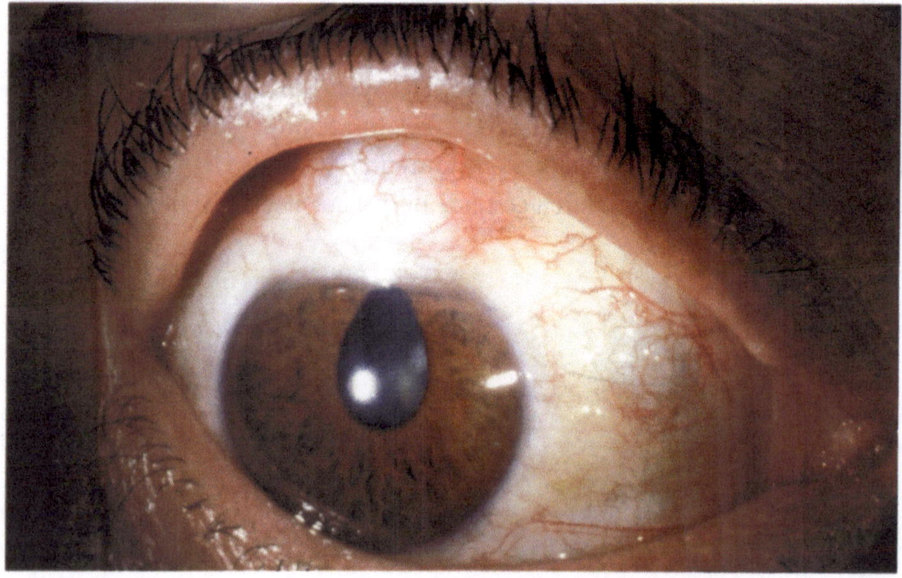

Abb. 43. Uveaprolaps in das Filterkissen hinein am rechten Auge drei Monate nach Trabekulektomie und wiederholter Bulbusmassage

Diskussion/Patientenmanagement

Der 58-jährige Patient weist in der Allgemeinanamnese eine Hyperlipidämie auf. Es besteht eine längere Glaukomanamnese, vor 3 Monaten wurde am RA eine Trabekulektomie mit nachfolgenden postoperativen Drucksteigerungen ausgeführt, denen mit rezidivierender Bulbusmassage begegnet wurde. Der Visus ist an diesem Auge geringfügig reduziert, der Augeninnendruck schwankt unbehandelt zwischen 20 bis 28 mmHg. Es besteht eine glaukomatöse Läsion von Gesichtsfeld und Papille bei weitem Kammerwinkel. Der Spaltlampenbefund zeigt einen Uveaprolaps in das Filterkissen hinein, zurückzuführen auf die postoperativen Filterkissenmassagen nach Trabekulektomie. Es besteht somit eine länger zurückliegende mechanische Verlegung der Abflussstelle durch Prolaps der peripheren Uvea in das Filterkissen, vermutlich nach Sprengung der Haltefäden des Skleraläppchens.

Die Applikation von Pilocarpin mit einer Zugwirkung auf die prolabierte Iris ist einen Versuch wert, jedoch mit geringen Erfolgsaussichten, da der Prolaps vermutlich mehrere Wochen zurückliegt. Eine Revision der Filterkissenregion ist unvermeidlich.

Wahrscheinlich lag der postoperativen Drucksteigerung gar kein Abflusshindernis unter dem Deckel, sondern eine Vernarbung des subconjunktivalen Bindegewebes zugrunde. Die Indikation für die wiederholte Filterkissenmassage war nicht folgerichtig. Bei unmittelbar postoperativen Augendrucksteigerungen ist eine Bulbusmassage nur über maximal eine Woche gerechtfertigt, z. B. um Fibrinverklebungen des Deckels oder Blutablagerungen aufzusprengen, später ist eine Laserfadendurchtrennung der Nylonfäden der Skleralamelle sinnvoll, wenn es sich tatsächlich um ein Durchflusshindernis des Deckels und nicht um eine Vernarbung handelt. Als Leitfaden kann dienen, dass eine 2–3 x tägliche Bulbusmassage in den ersten 5 Tagen nicht überschritten werden sollte. Dies wäre eine Maximaldosierung der digitalen Massage, eine Laser-Suture-Lysis ist risikoärmer und häufig erfolgreicher.

Patient 44: 68 J/M

Anamnese/Befund	
AA:	Hypertonie, ASS-Therapie
OA:	Glaukom; komb. OP vor 8 Tg od
V:	od-sc: HBW; os-sc: 0,6 (Katar.)
IOD:	od-sm: 24–29; os-sm: 19–23
GF:	od: St. 1; os: St. 1
KW:	od/os: Gr. 1
Papillen:	(c/d-r): od/os: 0,5

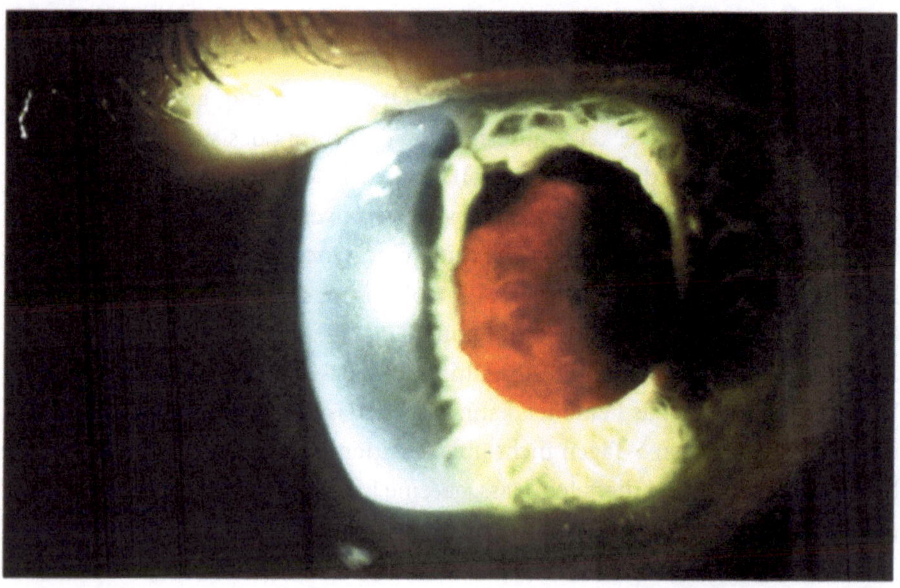

Abb. 44. Blutkoagel in Pupillarbereich und Hinterkammer am rechten Auge acht Tage nach kombinierter Glaukom-Katarakt-Operation

Diskussion/Patientenmanagement

Der 68-jährige Patient leidet an einer Hypertonie und unterliegt einer Dauertherapie mit niedrig-dosiertem Aspirin. Vor einer Woche wurde am RA eine kombinierte Glaukom-Katarakt-Operation ausgeführt. Der Visus beträgt an diesem Auge Handbewegung, der Augeninnendruck ist ohne Therapie bis 29 mmHg erhöht, es bestehen an dem operierten Auge Gesichtsfeldausfälle des Stadiums I bei noch günstiger Papillenmorphologie. Biomikroskopisch weist das operierte Auge im Pupillarbereich ein Blutkoagel auf, welches offensichtlich von einer spontanen Blutung aus der Hinterkammer herrührt.

Eine Dauertherapie mit ASS kann das intraoperative und postoperative Blutungsrisiko erhöhen, hier ist ein ursächlicher Zusammenhang mit der postoperativ aufgetretenen Hinterkammerblutung zu sehen.

Da es sich um eine spontane Blutung im unmittelbar postoperativen Verlauf handelt, kann zunächst die Resorptionstendenz des Koagels abgewartet werden. Der erhöhte Augeninnendruck wäre überbrückend konservativ zu behandeln. Falls eine spontane Resorption des Blutkoagels ohne Nachblutung nicht eintritt, kann rTPA (Tissue Plasminogen Aktivator) zur Auflösung des Koagels in die Vorderkammer gegeben werden, allerdings ist das nur innerhalb von einer Woche sinnvoll. Mit Ultra-Sonographie sollte man zuvor Glaskörperblutungen ausschließen. Erst bei nicht beherrschbarem Augendruckniveau ist die invasive Chirurgie des Koagels gerechtfertigt, da andererseits das Risiko der Rezidivblutung hoch ist.

Patient 45: 57 J/M

Anamnese/Befund	
AA:	leer
OA:	Aphakie-Glaukom od/os; Zyklodialyse am od vor 4 M
V:	od-sc: 0,2; os-cc: 0,9
IOD:	od-sc: 2–5; os-cm: 20–24
GF:	od: St. 1; os: St. 0
KW:	od/os: Gr. 0; od: Zyklodial.spalt
Papillen:	od: Pseudo-STP; os: 0,5

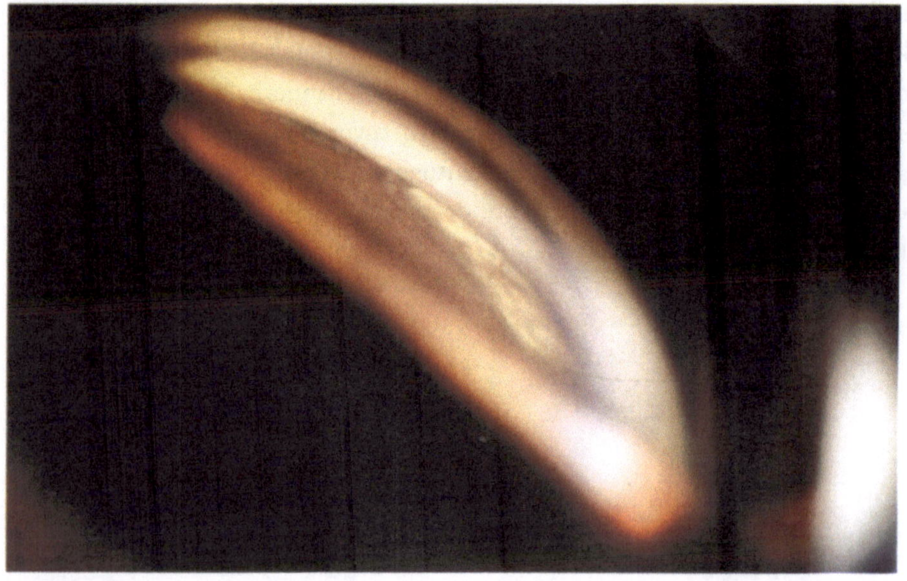

Abb. 45a. Gonioskopisches Bild des Zyklodialysespaltes am rechten Auge vier Monate nach Zyklodialyse

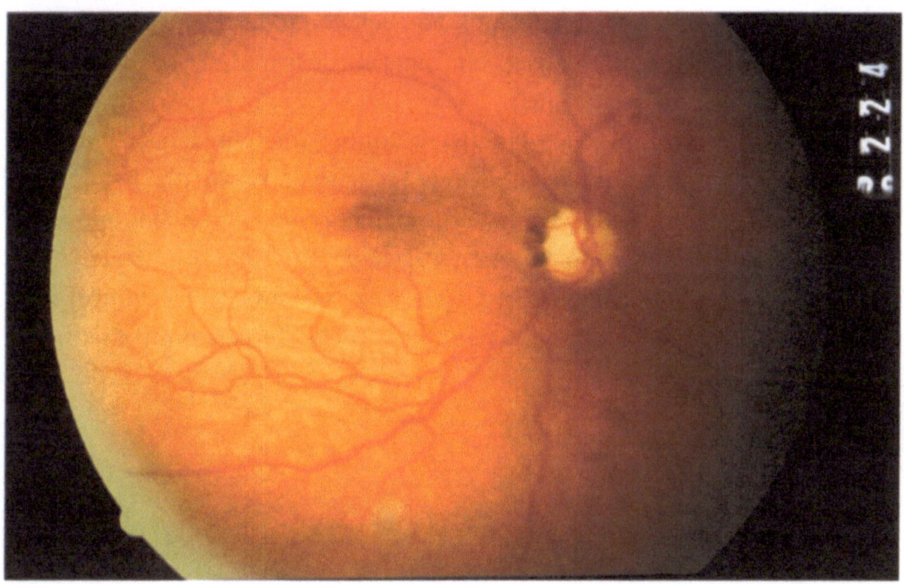

Abb. 45b. Fundusbild des rechten Auges mit ausgeprägten Aderhautfalten bei persistierender Hypotonie nach Zyklodialyse

Diskussion/Patientenmanagement

Der 57-jährige Patient ist gesund. Ophthalmologisch leidet er an einem beidseitigen Aphakie-Glaukom. Am RA wurde vor 4 Monaten eine Zyklodialyse ausgeführt. Hier besteht eine persistierende Hypotonie mit einer Herabsetzung der Sehschärfe auf 0.2 durch hypotone Funduskomplikationen. Gonioskopisch ist ein breiter offener Zyklodialyse-Spalt auffällig, welcher ursächlich die persistierende Hypotonie unterhält. Am Fundus erkennt man hypotone Aderhautfalten.

Folgendes operatives Stufenkonzept zur Behebung der persistierenden Hypotonie ist denkbar:

1) Risikoarm jedoch mit begrenzten Erfolgsaussichten ist eine Argon-Laser Applikation im Zyklodialyse-Spalt. Die Kryoapplikation über dem Zyklodialyse-Spalt ist nicht mehr zeitgemäß und hat nur geringe Erfolgsaussichten.
2) Eine weitere Möglichkeit ist die Applikation von lyophilisiertem Fibrin in den Zyklodialyse-Tunnel mit konsequenter Atropinisierung.

3) Eine zuverlässige Operationstechnik zur Behebung der Hypertonie ist die transsklerale Fixation des abgelösten Ziliarmuskels und der operative Verschluss des Zyklodialyse-Tunnels.

Eine Healon-Injektion in den Zyklodialyse-Tunnel oder eine längere Steroidapplikation hat keine adäquaten Erfolgsaussichten. Wenn die hypotonen Fundusprobleme bereits seit Monaten bestehen, sollte der sichere operative Verschluss des Zyklodialysespaltes vorgezogen werden, um einer dauerhaften Makulaschädigung vorzubeugen. Das hypotensive Makulaödem führt über längere Zeit zur Ausbildung eines sogenanntes Makula-Puckers mit präretinaler Gliose.

Patient 46: 74 J/M

Anamnese/Befund	
AA:	Diabetes
OA:	PEX-Glaukom; TE od vor 9 Tg
V:	od-sc: 1/20; os-cc: 0,8
IOD:	od-sm: 8–10; os-cm: 14–17
GF:	od: St. 2; os: St. 0
KW:	od/os: Gr. 2; od: Synechien
Papillen:	(c/d-r): od: 0,9; os: 0,5

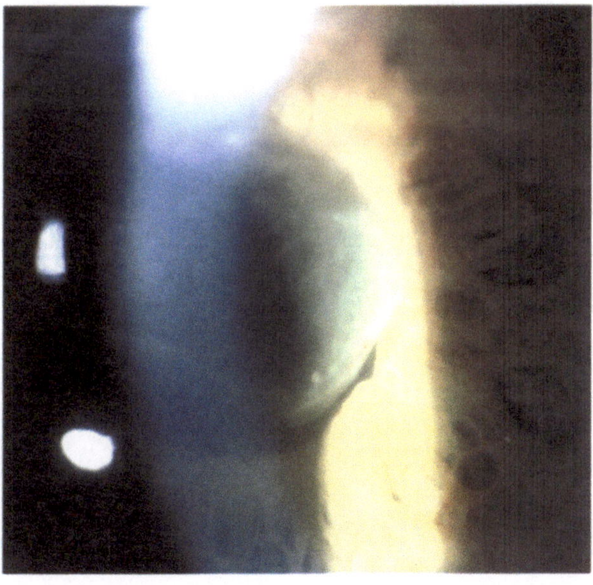

Abb. 46. Fibrinplatte im Pupillarbereich am rechten Auge neun Tage nach Trabekulektomie

Diskussion/Patientenmanagement

Der 74-jährige Patient hat eine langjährige Diabetes-Anamnese. Vor 9 Tagen wurde am RA wegen eines Pseudoexfoliationsglaukoms eine Trabekulektomie ausgeführt. Der Visus beträgt am operierten Auge 1/20, die Augendruckwerte liegen im hypotonen Bereich, der Kammerwinkel zeigt Synechien. Gesichtsfeld und Papillenmorphologie belegen ein fortgeschrittenes Glaukomstadium. Im Pupillarbereich findet man eine „Fibrinqualle", welche den gesamten Pupillarbereich verschließt.

Da sich bereits Lücken in der Anheftung der Fibrinplatte am Pupillarsaum zeigen, ist unter einer intensiven, lokalen Steroidtherapie in Verbindung mit Atropinisierung eine Resorptionstendenz wahrscheinlich. Sollte diese Option der natürlichen Reparation und Resorption innerhalb einer Woche des Fibrins nicht eintreten, wäre die intrakamerale Anwendung von Tissue-Plasminogen-Aktivator rTPA indiziert.

Patient 47: 56 J/M

Anamnese/Befund	
AA:	leer
OA:	Nanophthalmus ant. od/os; TE od vor 6 Tg
V:	od-sc: 1/50; os-cc (+7,0) = 0,8p
IOD:	od-sm: 38–45; os-cm: 22–25
GF:	od: St. 2; os: St. 0
KW:	od: Gr. 4; os: Gr. 3
Papillen:	od /c/d): 0,8; os: „crowded disc“

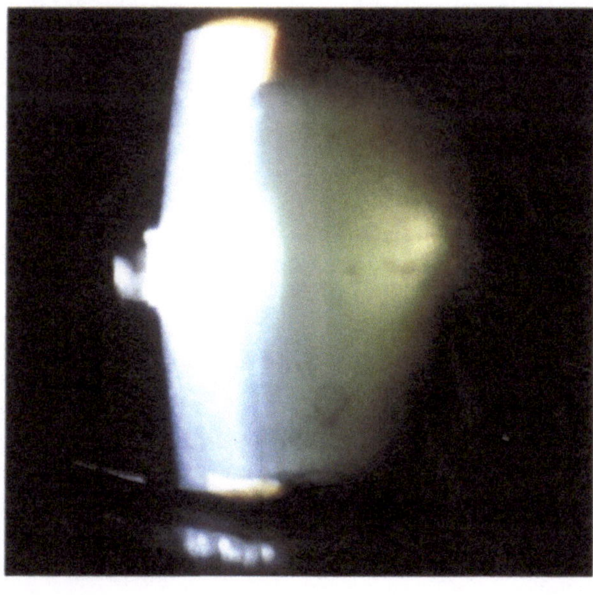

Abb. 47. Aufgehobene Vorderkammer am rechten Auge sechs Tage nach Trabekulektomie bei Nanophthalmus anterior

Diskussion/Patientenmanagement

Der 56-jährige Patient ist gesund. Augenärztlich liegt ein beidseitiger Nanophthalmus anterior vor. Am RA wurde vor 6 Tagen eine Trabekulektomie ausgeführt. Der Visus ist postoperativ auf 1/50 reduziert, der Augeninnendruck ist dramatisch erhöht zwischen 38 bis 45 mmHg, präoperativ bestand ein sehr enger Kammerwinkel und in Gesichtsfeld und Papille ein fortgeschrittenes Glaukomstadium. Die Spaltlampen-Biomikroskopie zeigt eine aufgehobene Vorderkammer mit Hornhaut-Linsen-Kontakt.

Ein konservativer Behandlungsversuch mit Osmofundin und konsequenter Atropinisierung ist legitim. Dies gilt jedoch nur für einen Zeitraum von 6–12 Stunden. Sollte sich die aufgehobene Vorderkammer nicht stellen, ist eine unmittelbare operative Revision indiziert. Die Ultraschall-Biomikroskopie kann die Diagnose eines Ziliarblockglaukoms bei dem vorliegenden kurzen Auge verifizieren. Wichtig ist auch die Relation von Achsenlänge zu Linsendicke. Meist ist eine pars-plana-Vitrektomie in Verbindung mit einer Kataraktoperation und Kunstlinsenimplantation am erfolgreichsten.

Patient 48: 74 J/W

ANAMNESE/BEFUND	
AA:	Lymphom
OA:	Glaukom; TE os vor 10 Tg
V:	od-cc: 1,0; os-sc: FGZ
IOD:	od-cm: 16–19; os-sm: 2–4
GF:	od: St. 0; os: St. 2
KW:	od/os: Gr. 2
Papillen:	(c/d-r): od = 0,5; os = 0,7

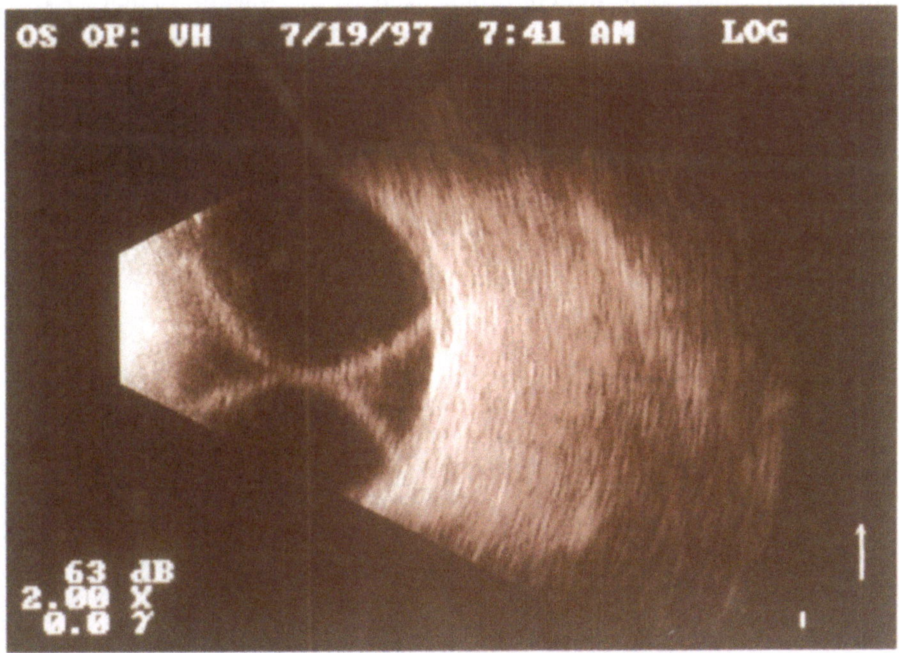

Abb. 48. Hochblasige Aderhautabhebung (sog. „kissing choroidals") am linken Auge zehn Tage nach Trabekulektomie

Diskussion/Patientenmanagement

Die 74-jährige Patientin leidet an einem Lymphom und hat eine langjährige Glaukomanamnese. Am LA wurde vor 10 Tagen eine Trabekulektomie ausgeführt. Nach anfänglich guter Funktion fiel die Sehschärfe auf Fingerzählen ab, es besteht eine persistierende Hypotonie. Ein fortgeschrittenes Glaukomstadium ist an diesem Auge belegt. Die Ultrasonographie zeigt eine beidseitige hochblasige Aderhaut-Abhebung, welche sich in der Mitte der Glaskörperkavität berührt („kissing choroidals").

In dieser Situation ist zunächst der Ausschluss einer Überfiltration wichtig. Falls ein breites prominentes Filterkissen besteht, kann ein Druckverband über dem Filtrationsbereich eine Stabilisierung des Augeninnendrucks bewirken. Eine weitere Möglichkeit ist eine sogenannte Simmons-Schale, welche gezielt den Filtrationsbereich komprimiert. In der gegebenen Situation muss jedoch schnell eingegriffen werden. Deshalb sollte die Skleralamelle der Filtrationsstelle umgehend operativ wasserdicht verschlossen werden, um eine Verklebung der Netzhaut zu vermeiden. Eine weitere Möglichkeit ist die Injektion eines Viskoelastikums in die Vorderkammer zur Steigerung des Augeninnendrucks. Falls diese risikoarmen Behandlungskonzepte den erwünschten Erfolg nicht erbringen, muss die suprachoroidale Effusion drainiert und die Glaskörperkavität konsekutiv aufgefüllt werden.

Patient 49: 56 J/M

ANAMNESE/BEFUND	
AA:	leer
OA:	Hyperopie, chron. EWG, bas. Iridektomie od/os vor 6 M
V:	od-cc: 0,4; os-cc: 0,9
IOD:	od/os-cm: 19–24
GF:	od/os: St. 0
KW:	od/os: Gr. 3
Papillen:	(c/d-r): od/os = 0,2

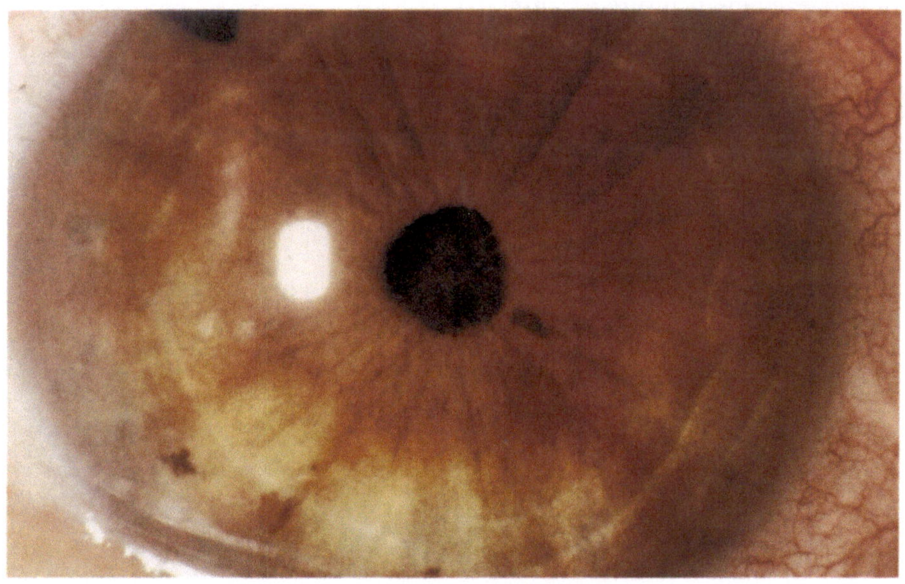

Abb. 49. Pigmentabklatsch im Pupillarbereich am rechten Auge sechs Monate nach basaler Iridektomie bei chronischem Engwinkelglaukom

Diskussion/Patientenmanagement

Der 56-jährige Patient ist gesund. Ophthalmologisch besteht eine Hyperopie mit der Anamnese eines chronischen Winkelblockglaukoms. Es wurde an beiden Augen vor 6 Monaten in Prävention eines akuten Pupillarblockglaukoms eine basale, chirurgische Iridektomie ausgeführt. Der Visus am RA ist reduziert, der Augeninnendruck mit Medikation im oberen Normbereich und geringfügig darüber. Die Papillen und auch die Gesichtsfeldbefunde sind noch regelrecht, der Kammerwinkel ist eng. Der Spaltlampenbefund zeigt am RA eine nahezu völlige Okklusion der miotischen Pupille durch eine Pigmentmembran.

Da die Membran nicht zirkulär am Pupillarsaum angeheftet ist, könnte durch konsequente Atropinisierung und Weitstellung mit Phenylephrin die Lösung von der Linsenvorderfläche erreicht werden. Andernfalls wäre an eine Membranektomie nach Lösung der Pigmentmembran mit Healon von der Linsenvorderfläche und begleitender Synechiolyse zu überlegen. Ist eine chirurgische Membranektomie unter Schonung der Linsenkapsel nicht möglich, ist auch eine vorgezogene Linsenchirurgie legitim.

Patient 50: 54 J/W

Anamnese/Befund	
AA:	leer
OA:	hohe Myopie, Pseudophakie, Amotiochirurgie mit Gas od vor 6 Tg
V:	od-cc = 0,1; os-cc = 0,7
IOD:	od-cm: 36–40; os-sm: 14–18
GF:	od/os: St. 1 (Myopie-Syndrom)
Papillen:	(c/d-r): od/os = 0,6

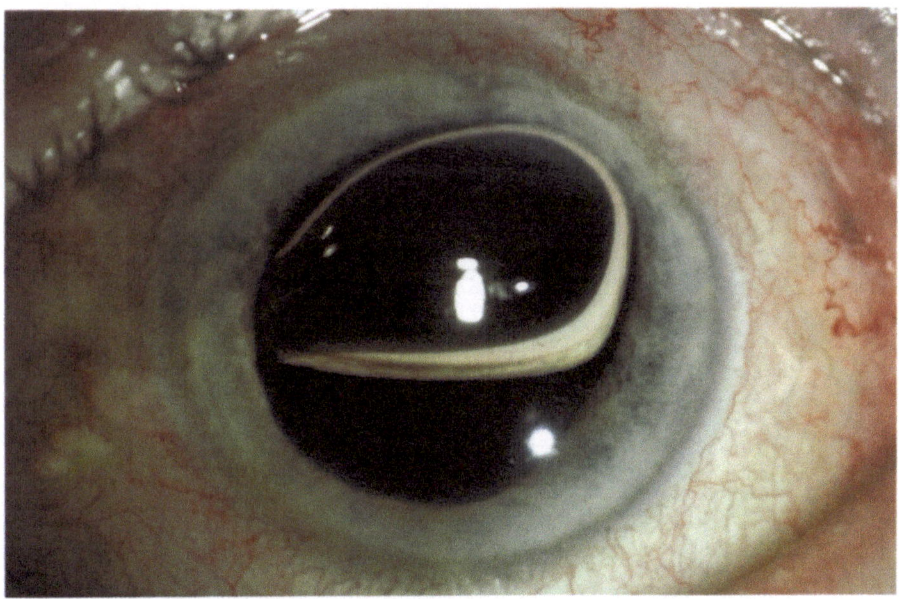

Abb. 50. Gasblase im Pupillarbereich am rechten Auge sechs Tage nach Amotiochirurgie mit intravitrealer Gastamponade

Diskussion/Patientenmanagement

Die 54-jährige Patientin ist gesund. Ophthalmologisch besteht eine hohe Myopie und Pseudophakie. Am RA wurde eine Amotio-Chirurgie mit intravitrealer Gastamponade vor 6 Tagen ausgeführt. Der Visus beträgt hier 0.1, die Tension unter Medikation 36–40 mmHg. Der Fundus zeigt hochgradige myope Veränderungen, die Papillen sind mäßig exkaviert. Die Gesichtsfelder weisen Ausfälle des Stadiums I auf, welche jedoch auch in Verbindung mit der Myopie zu sehen sind. Der Spaltlampenbefund zeigt eine Gasblase im Pupillarbereich des Amotio-operierten rechten Auges 6 Tage nach intravitrealer Gastamponade.

Da die Gastamponade bereits 6 Tage zurückliegt, ist ein Gas-Volumen-Problem wenig wahrscheinlich. Hier ist ein Pupillarblock-Glaukom eher anzunehmen. Eine chirurgische Intervention ist nicht notwendig. Bis die okkludierende Gasblase weiter resorbiert wird, gilt es, das erhöhte Augeninnendruckniveau konservativ zu überbrücken. Eine perorale Diamox-Therapie, im akuten Falle Osmofundin oder Glycerin-Trunk, sind erforderlich. Der erhöhte Augeninnendruck ist nur ein passageres Problem, da mit Resorption der Gasblase der intraokulare Volumenbedarf schnell abnimmt und sich der Pupillarblock löst. Außerdem sollte der Patient angeleitet werden, möglichst viele Stunden des Tages Abblick einzuhalten, um ein weiteres Vordringen des Gases in die Vorderkammer zu verhindern.